だいわ文庫

人生の主導権を取り戻す

「早起き」の技術

古川武士

大和書房

はじめに

なぜ30分の早起きで人生の主導権が握れるのか？

早起きがしたい。

これは普遍的《ふへんてき》なテーマで、多くの人が抱く願望です。

では、なぜ早起きをするといいのでしょうか？

●多くの人が会社の時間に起こされている

「朝、何時に起きていますか？」

私がセミナーで質問すると、ある方は「7時半ぐらいですね」と答えます。

そこで、「なぜ、その時間に起きるのですか？」と聞くと、「その時間に起きないと会社に間に合わないからです」との回答。

このやり取り、普通に聞こえるかもしれませんが、実はここが大きな悪循環のスタートラインであることに、多くの人は気づきません。その時間に起きている理由が「会社に間に合わないから」というのは、受身の状態なのです。

受身とは、「何かをさせられている」「何かをしなければいけないからやる」という受動的なパターンで動いていることを意味しています。

会社の時間に起こされているというのは、受動的なパターンから1日がスタートしているということです。

これが、たった30分でも自分の意志で早く起きているなら、それは能動的なパターンでスタートしている状態です。

自分の明確な意図で起きているのか、起きざるを得ないから起きているのかの違いは、その後の1日のリズムに大きな影響を与えます。

表面上たった30分しか変わらなくても、です。

受動的なパターンでスタートした生活では、会社に着いてからも受身の状態が続きます。上司から言い渡される仕事や、緊急の案件に振り回されて、主導権を取り戻せません。帰ってから寝る時間まで振り回されて、1日が終わっていきます。

それが、次の日もその次の日も続き、週末を挟んでも何も変えられず、そのうち悪循環にはまってしまうのです。


しかし、能動的なパターンで30分早く起きれば、どうでしょうか。

余裕をもって出社でき、その日の計画も立てられ、明確な意図をもって、優先順位はもちろん、仕事を終える時間まで決められます。出社から帰社時間までコントロール可能な生活をつくり上げることができるのです。

だからこそ、会社に決められた時間に起こされるのではなく、自分で決めた時間に起きることが重要なのです。

このような能動的な生活パターンに変わると、不思議と人はポジティブな思考をするようになります。

結果、自分の時間をつくれるようになり、やりたいことが見つかって、人生が変わっていくという好循環に移行していく人もたくさんいます。

早起きは、人生の主導権を取り戻すための大切な習慣なのです。

●早起きは手段、目的は理想の生活習慣

私は習慣化コンサルタントとして、５００人以上のビジネスパーソンが早起きを習慣化する支援をしてきました。

早起きをして何がしたいのか、人それぞれ目的は異なります。

□仕事を効率的に済ませ、残業時間を減らしたい
□仕事でもっと成果を出したい
□朝から余裕をもちたい（バタバタしたくない）
□満員電車を避けて通勤したい
□家族とのコミュニケーションの時間をとりたい
□ゆっくり趣味や自分の好きなことをしたい
□運動、読書、資格の勉強など自己投資をしたい

私たちは早起きをしたいと思いますが、それは手段であって目的ではありません。本当の目的は、「もっと充実した生活を送りたい」「効率的な生活を送りたい」「人生を豊かに生きたい」など、理想の生活習慣を手に入れることが、究極の目的だと思います。本書では、理想の生活習慣を手に入れるための早起きの技術についてご紹介していきます。

●朝型の好循環で自分の1日をコントロール

さて、ここで偉そうに語っている私も、つい12年前までは次のような生活をしていました。

ついついテレビとネットを夜遅くまで見てしまい、深夜2時になっている。

朝は、目覚まし時計3つに叩き起こされ、気づけば遅刻寸前の時間。15分しか準備する時間がない。慌てて歯磨きをしながら着替えて、駅まで猛《もう》ダッシュ。汗だくで満員電車に揺られながら、始業時間2分前に到着。

すでに朝からヘトヘトになっていて、席に着いたら、朝一番からトラブルが起きてしまい、お客様へのメールと電話の対応に追われる。当然、今日仕上げなければいけない提案書作成は後回しに。

ようやく、お客様の対応が終わって一息ついたのは夕方6時。ストレスから夕食はカツ丼を頬張り、最後の提案書づくりに向けてエネルギーを蓄《たくわ》える。

もう精神的にはヘトヘトの中、終電ギリギリまで提案書をつくり始めるも、完成しないまま退社。未完了感を抱えながら帰りのコンビニで、いつものようにスナック菓子とチョコとコーラを買ってしまい、体重は増えるばかり。

ストレスが溜まるのと比例するようにタバコの量も増えて、2箱がすぐに空っぽ。

このような情けない生活をしていました。ここで問題なのは、すべてが悪循環に陥《おちい》っていることです。生活の規律や主導権を握ることができず、会社の都合や、やるべき仕事に振り回されて毎日を過ごしていました。

当然、平日は仕事のみでやりたいことができず、土曜日の午前中は寝て過ごし、休日は平日の疲れを癒《いや》すために夜更《よふ》かしをする生活でした。

このような生活では、充実感がなく、どんどんセルフイメージが下がっていきます。

セルフイメージが下がると、日々の幸福感が低下していきます。

典型的な悪循環のパターンを見てみましょう。夜型悪循環とは、1日中、会社の都合や、やるべき仕事に振り回される受身的な生活です。

□朝、出社まで追いつめられて余裕がない
□満員電車や渋滞でイライラする
□人より遅く動き出すことで劣等感を覚える
□計画を立てる暇がなく、行き当たりばったりになる
□朝一番から突発的に受身の仕事が舞い込んでくる
□ヘトヘトの残業時間に重要で緊急の仕事を処理する
□自分の時間がもてない
□ストレスフルである
□セルフイメージが下がる
□幸福感が低下する

あなたも、このような悪循環に陥っていないでしょうか？
本書では、次のような朝型の好循環を目指します。
朝型好循環は、自分で1日をコントロールし、生活の主導権を握っている生活です。

□朝から精神的に余裕がある
□満員電車に乗らず、座って本が読める
□人より早く動き出すことで優越感に浸《ひた》れる
□計画を立てることで、効率的、計画的に仕事を進められる
□朝一番から最重要の仕事に手をつけられる
□残業時間が削減でき、自分の時間をつくれる
□趣味や家族との時間、自己成長のために時間を捻出《ねんしゅつ》できる
□セルフイメージが上がる
□日々幸福感・充実感を味わえる

このように比較してみると、やはり朝型の好循環を味わいたいと思われるのではない

でしょうか？

さて、ここで具体的なイメージをつかんでいただくため、次ページに3人のビジネスパーソンのケースを取り上げました。あなたに1つでも当てはまる部分があれば、本書を読み進めることで一緒に解決策を見いだしていただくことができます。

本書が、あなたの人生の主導権を取り戻すきっかけになれば幸いです。

習慣化コンサルタント　古川武士

A さん：仕事が多すぎて深夜残業が続いている

〈状況〉

A さんは、システム会社に勤めるシステムエンジニアの男性です。プロジェクトの締め切り日付近には残業が続き、寝不足になります。

寝不足の中で残業がどんどん増えて、ついに月 120 時間を超える状況になりました。徐々に疲労困憊し、仕事でのミスも目立ち始めました。これが顧客からのクレームになり、さらに仕事を増やす結果につながっています。

上司からも残業時間を減らすように言われていますが、A さんは「仕事が多いのだから仕方がない」と不満です。

上司や顧客からの評価を取り戻し、肉体的にも精神的にも健康を取り戻すためには、仕事の効率を高める必要があります。

どうすれば、この悪循環のサイクルから抜け出せるのでしょうか？

B 子さん：ネット・スマホで夜更かししてしまう

〈状況〉

B 子さんは、広告代理店に勤める事務職の女性です。

会社の行き帰りだけの生活にむなしさを感じています。

帰ってから楽しみのために、友人と Facebook でやり取りしたりネットサーフィンをしていると、あっという間に 2 ～ 3 時間が過ぎていきます。

結局寝るのは深夜 2 時過ぎになってしまい、毎日寝不足です。

充実した生活を送りたいのですが、手近なスマホに依存してしまいます。どうしてもこの生活パターンから抜け出すことができません。

どうすれば、毎日充実した生活を送ることができるのでしょうか？

C さん：飲み会・家族との予定で早起きが続かない

〈状況〉

C さんは、家電メーカーに勤める営業マンです。C さんの悩みは、早起きが続かないことです。営業という仕事柄、接待・出張、つき合いの飲み会が多く、帰宅が夜遅くなりがち。また休日は家族サービスで遠方に出かけると、寝る時間が遅くなります。

せっかく理想の 5 時起きが実現したかと思うと、すぐにリバウンドしてしまいます。

このようなイレギュラーな予定が多い中で、どうすれば早起き習慣を続けられるのでしょうか？

目次

人生の主導権を取り戻す「早起き」の技術

第2章 なぜ、早起きは続かないのか?

第3章

根性や意志力に頼らない「起きる技術」

第4章

理想の生活習慣に変わる5つのステップ

第5章

短時間で仕事を終わらせる高密度仕事術

第6章　実践編～朝型生活に変わった3人のケース

第1章

悪循環の夜型、好循環の朝型

朝バタバタの生活が大きなストレスの原因

私が開催しているセミナーで早起きの目的を聞くと、「朝からもっと余裕をもちたい」という声がよく出てきます。

たしかに、夜型で悪循環に陥っている人の朝は非常にストレスフルです。

□朝の準備はバタバタしてしまう
□ゆっくり朝ご飯を食べられない
□身支度が適当になる
□通勤は時計とにらめっこしながらかけ足になる
□電車が遅延《ちえん》すると焦り始める
□会社に着いたら、すぐに緊急の仕事に追われるこんな日々の中で、ストレスから解放されたい！

あと30分でも早く動き出せれば、もっと余裕のある生活が送れるのに……。

こんな声が一番多いのですが、あなたはどうでしょうか？

実は、この悩みで問題なのは、朝からすでに多くのエネルギーを消費してしまっていることです。

現代はストレス社会といわれています。仕事の納期に追われ、複雑な人間関係やネットコミュニケーションの中で、少ない時間で高い成果を出さなければいけません。

日中の仕事でプレッシャーを受けつつ、集中力を発揮《はっき》する必要があるので、余計なエネルギーはなるべく節約したいでしょう。

また、毎日を充実させたいと思うのであれば、やはり朝一番は、余裕をもってスタートしたいところです。

朝型の生活で好循環の日常を送っている人は、朝から余裕があります。

□朝日を浴びながら30分ジョギングをする
□家族とゆっくり話をしながら朝食をとる
□座って通勤できるので本が読める
□1時間早めに出社する
□朝15分かけてみっちり今日の計画を立てる
□始業時間前に重要な仕事を1本終わらせる

この余裕のある生活を送るか、いつも追いつめられてバタバタする生活を送るかは選択次第であり、生活習慣の問題です。

夜型は、多残業の悪循環に陥る

夜型の悪循環は、様々な問題を引き起こします。
その最大の問題は、多残業です。

それには3つの原因があります。

1つ目は、夜型寝不足によるエネルギーの低さです。脳は睡眠によって疲労を回復します。寝不足で仕事をするのは、酩酊《めいてい》状態、つまりお酒を飲んで酔っている状態で仕事をしているのと同じで、単位時間あたりの生産性は低下するのです。

2つ目は、無計画で行き当たりばったりの仕事をすることです。朝、始業ギリギリに出社すると、まずメールをチェックしているうちに内線電話が鳴り、上司から緊急の仕事を依頼される。こうなると、今日やるべき仕事、重要な仕事の見定めができないままに業務を進めていくことになります。

結果、余計な仕事をしていたり、段取りの悪い進め方になります。改善の必要性は感じながらも、同じことを繰り返している人は多いのではないでしょうか?

3つ目は、緊急な仕事から始めて、本当に重要な仕事を最後にしてしまうからです。後ほど「高密度仕事術」の章で詳しくお話ししますが、朝型にシフトするには、重要な仕事を先に済ませることが大切です。

早く帰ることができない原因は、今日絶対にやらなければいけない仕事が、夜の7時になっても手つかずで残っているようなケースが考えられます。朝、始業ギリギリに出社すると、重要な仕事からスタートすることは難しいものです。

この3つの問題が重なり合って悪循環が始まり、夜遅くまで仕事をするために、夜更かしになり、寝不足で朝はバタバタと追われる余裕のない生活習慣がつくられるのです。

できる人は朝型の圧倒的な集中力を知っている

朝型のビジネスパーソンは、口を揃《そろ》えて「朝一番の仕事の生産性の高さ」をメリットにあげます。

よく「朝の1時間は夜の3時間に匹敵《ひってき》する」といわれます。

私の朝型コンサルティングでも、3～5時間もの残業時間の削減を目指し、実際に達

心のエネルギーの消費イメージ

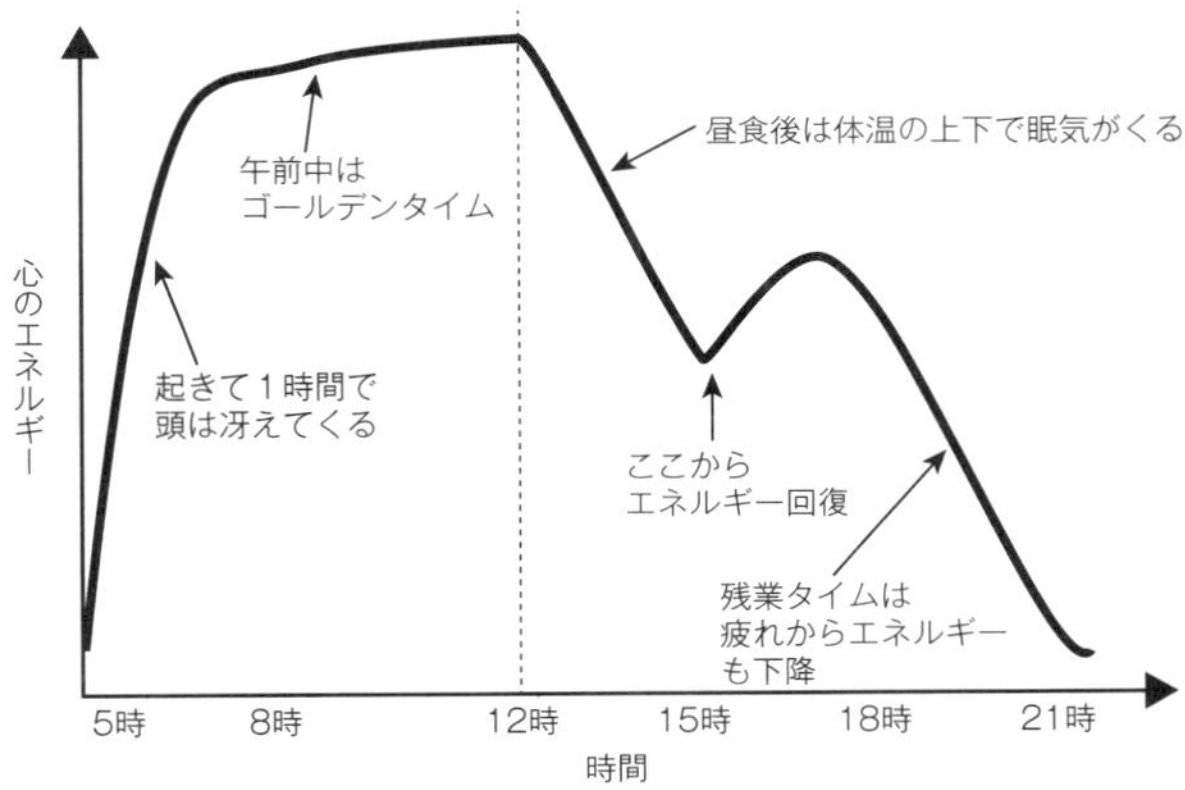

成している人は多くいます。

なぜ、朝の集中力は高いのでしょうか？

それは、時間は均等なペースで24時間流れていきますが、心のエネルギーは24時間で均等に消費されないからです。

心のエネルギーは朝が最も高く、徐々に消費されていき、日中の商談や上司とのやり取り、緊急業務への対応でヘトヘトに疲れてしまい、残業時間にもなると使い尽くされています。

この残ったエネルギーで、最も集中力と思考力を要する仕事をするならばストレスは大きくなり、かつ多大な時間がかかることでしょう。

朝型で好循環の生活を送っている人は、このメカニズムを体験的によく理解しています。だから、朝一番に最も重い重要な仕事を済ませるのです。

これで何が違ってくるのでしょうか？

まず達成感があり、重要な仕事を主導的に済ませることで、残りの1日を自分でコントロールできる感覚があります。

一方、同じことをするにしても、重要で気が重い仕事を先延ばしにしていれば、日中もずっとその仕事が気がかりになってしまい、心のエネルギーを消費します。

午前中に、その日に最も重要で気が重い仕事が終わっている生活を想像してみてください。

随分と気持ちがよく、気分が乗ってくる感じがしませんか？

ここで強調したいのは、精神的な快適性の違いなのです。

早く起きれば、自分で決めたことを守れる

人生の主導権というと大げさに聞こえるかもしれませんが、起きる時間をコントロールできるようになると、運動や勉強、仕事、ダイエット、プライベートの予定など、自分で決めたことが守れるようになります。

実は、早起きは、自己制御の要《かなめ》となる習慣なのです。

私は習慣化コンサルタントとして、多くの習慣化の支援をしますが、波及《はきゅう》効果の大きい習慣として、次の3つを提唱しています。

□早起き
□片づけ
□運動

これらの習慣は、ほかの習慣を身につけていく上でも影響力が大きく、自制心をつくるのにとてもよい習慣です。

そして、その代表格が早起きなのです。

早起きができるようになると、生活のリズムがよくなります。

しっかり寝ることでストレスが解消されるので、その分やけ食いがなくなったり、喫煙を我慢したりできるようになります。

また、早く帰ることで自己学習ができるようになり、家族とのコミュニケーションの時間もとれるようになります。

イライラすることが少なくなり、ポジティブな思考ができるようにもなっていきます。

つまり、よい波及効果が、どんどん広がっていくのです。

「自分をコントロールできる！」という感覚が高まるため、ほかの「自分との約束」も守れるようになるのです。

早起きの最大メリットは自信がもてるようになること

早起きの短期的なメリットとしては、ストレスが軽減し、残業時間が減って、よい生活リズムになっていくことがあげられます。

長期的なメリットは、セルフイメージが高くなることです。

セルフイメージとは、自分に対するイメージ、自己評価です。自信と言い換えてもいいでしょう。

このセルフイメージというのは、日々変動します。

たとえば、夜型の悪循環の生活を送って、毎日仕事と時間に追われている自分を想像してみてください。

そんなあなたのセルフイメージは高いですか？

おそらく、嫌な自分を想像すると思います。

一方、朝型の好循環の生活を送って、余裕をもち、自分の時間がしっかりとれて、すべてのリズムがよい生活を送っている自分を想像してみてください。

あなたのセルフイメージは高くなると思います。

そんな生活を1カ月、1年、3年と、続けたらどうなるでしょうか?

結果、他人の評価に左右されない、強い自信につながっていきます。

自信をつけるのに一番いいのは、「自分で決めた習慣」を続けることです。

習慣とは、自分で決めた約束を守り続けることにほかなりません。

人は、自分で決めたことができなかったときに、「あー、ダメだな」と自分にダメ出しをします。逆に、自分で決めたことをきっちり守れているときには、自分にOKが出せるのです。人は毎日、自分に対して多くの自己評価をしています。この評価が、自分へのダメ出しなのか、自分にOKを出せているのかで自信の強度は変わってくるのです。

これは、すべての習慣についていえることですが、特に生活リズム全体を左右する早起きの習慣が実現できると、自信を高めることにつながります。

自信が高まると、それだけで人生の充実感、日々の充足感が得られるのです。

脳科学から見た早起きのメリット

脳科学者の茂木健一郎《もぎけんいちろう》氏は、「京都朝げいこ」を主催している曽和裕次《そうわゆうじ》氏との対談で、早起きについて次のように言っています（「京都朝げいこ」のホームページより）。

「脳は、活動していると、どんどん未整理の情報が溜まっていくのですが、夜寝ると、睡眠を通して情報が整理されます。ですから、朝起きたときというのは、脳のなかの情報がきちんと整理されていて、新しい情報を入れたり、クリエイティブなことをする状態が整っているのです。目覚めてから2時間くらいを「黄金時間」と呼ぶのですが、このゴールデンタイムをいかに活かすかが、人生をどうやって充実させるかという意味で非常に大きなポイントになってくると思います」

たしかに、朝はエネルギーと創造性があふれる時間です。私は、経営者やビジネスパーソンのコンサルティングをする際には、朝の2時間を自己投資の時間にあてることを実践してもらっています。

私も、朝に自分のミッションや事業計画を考えることで、やりたいことや目標を次々と達成できています。

この作業は、脳が最もエネルギーのあるタイミングでやらなければ効果は低いのです。夜遅く、疲れた脳でやっても同じ効果は得られません。

ですから、英語の学習や資格取得の勉強など、自分のための時間がとりたいということであれば、朝一番が最も学習効果が高いのでおすすめです。逆に夜は、仕事を終えて脳がヘトヘトになっています。酷使《こくし》した脳で学ぶと学習効率も落ちます。

「寝るのがもったいない」の誤解を解く

さて、私は睡眠への投資をおすすめしているのですが、セミナーで必ず「寝るのがもったいない」という声が出ます。しかし、寝ることは起きているときのエネルギーを充電し、脳疲労をとって快適に過ごすために非常に重要なことです。

睡眠の効用については、茂木氏も先の対談で次のように語っています。

「睡眠というのは、実は脳が休んでいる状態なのではなくて、目覚めているときとはまた違う活動モードでいろんなことをしている状態であることがわかっています。そのうちのひとつが情報の整理。つまり、目覚めている間、オンラインでどんどん情報が入ってくると、その処理にいっぱいいっぱいで情報の整理ができなくなる。だから、睡眠中、オフラインにして情報を遮断した状態で自分の経験はどういうものであったかということを整理しているんですね。ですから、睡眠時の脳活動というのは、むしろ覚醒時よりもレベルが上がっているというようなケースもあるんです」

眠りには、2つのレベルがあるとお聞きになったことはありますか?

レム睡眠とノンレム睡眠です。ノンレム睡眠というのは深い眠りで、身体も脳も休んでいる状態です。一方、レム睡眠というのは浅い眠りで、身体は深く眠っているのに、脳は活発に動いている状態です。

茂木氏の言う「脳の情報整理をしている」のは、レム睡眠のときです。

受験生は、一昔前まで、睡眠時間を削ってまで勉強するのが美徳のようにいわれていました。しかし今は、効果的な睡眠をとらないと学習効率が悪くなることがわかっています。

いずれにしろ、1日のエネルギーを充電し、効率的・効果的な活力ある毎日を過ごすためには、睡眠は大切な投資となります。

朝型勤務で残業10％減の伊藤忠商事

今、伊藤忠商事やデンソー、東レなどの企業を中心に、朝型勤務化に向けての取り組みが活発になってきています。政府も、朝型勤務化で残業時間の削減に成果を上げた企業には、助成金も検討しているようです。

ここでは、大手総合商社の伊藤忠商事の事例を紹介します（「日本の人事部リーダーズ®〈2015 Vol. 3〉」／人事・総務部　企画統轄室長垣見《かきみ》俊之《としゆき》氏のインタビューより要約）。

朝型勤務化のきっかけは、震災時にまるで何もなかったかのように10時に出社してくる自社社員を見て、社長が危機感をもったことだそうです。

商社マンといえば、ハードワーカーのイメージがあります。

まず実態としては、厚生労働省の調査によると、従業員1000人以上の会社は、月の平均残業時間が20時間であるのに対し、取り組み前の伊藤忠商事では、なんと50時間弱もありました。実に約2・5倍もの残業時間だったそうです。

そこで、以前から「夜の残業はダラダラしている。朝、スッキリした頭で仕事をしたほうが効率的だ」と指摘していた社長が、「割増賃金を払ってでもいいので、朝型勤務にせい！」という指示を出し、全社的な取り組みが始まりました。

1．就業時間は9時～17時15分。昼食時間を除いた7時間15分で、徹底して業務効率を上げるよう活動

2．「朝型勤務制度」では、遅くとも20時には仕事を終え、22時には消灯。以降の残業は完全禁止。ただし、一部海外との時差のある部署は申請で許可をとること

私も、効率的に仕事を進める方法をコンサルティングしていますが、そのキモは仕事を終える時間を徹底的に守ること。

恐ろしいまでの緊張感をもって臨《のぞ》めば、精密に優先順位をつけることができますし、必要のないことは捨てることができます。

この制度の企画・運用の責任者である人事・総務部企画統轄室長の垣見氏も、社員の業務への集中度がアップし、業務の取捨選択が進んで、本当に重要な仕事から取り組むようになったことが一番顕著《けんちょ》に見られる成果だと語っています。

また同社では、強制力だけではなく、やる気を高める支援もしています。

□9時前に仕事をした場合は、深夜勤務と同じように割増賃金を支給
□8時前に仕事を開始した社員には、軽食を無料で提供

さらに面白いのが「110運動」。

社内の飲み会は「1次会夜10時まで」という意味です。

これもとても大切なことです。ついダラダラ飲んでしまい、深夜1時に帰ったともな

れば寝不足になり、起きるのも遅くなって、始業ギリギリの出社は当たり前です。

伊藤忠商事では、半年間「朝型勤務」に取り組んだ結果、20時以降に残って仕事をしていた社員が30％から7％に減少。22時以降の勤務者に至っては、10％だったのがほぼゼロになったそうです。

一方、朝8時前に出勤する社員は、20％から34％に増加し、残業時間は約10％減少したとのことです。

先進国の中でもホワイトカラーの生産性が低いといわれている日本では、これから政府や多くの企業で朝型勤務制度の導入が増えていくと私は予想しています。

社員の自発的な取り組みが残業の削減を促す

私も、企業の朝型勤務化による残業時間削減の取り組みについてコンサルティングしています。会社の朝型勤務へのシフトには、会社のタイプによって大きく2つのアプローチがあります。

□制度主導型
□社員啓蒙《けいもう》型

私が大切にしているのは、制度面のアプローチだけではなく、社員の自発的な朝型・残業時間削減への取り組みです。

社員一人ひとりが、本書で紹介する朝型生活習慣をつくる技術と、高密度仕事術の2つの技術を手にすることで、自発的に取り組むことができます。ただ会社から押しつけられた制度だと、社員はやらされ感と義務感で言い訳が生まれます。

「会社の仕事量が減らないのに残業を減らせなんて無茶苦茶だよ」「人事はただ、『帰れ』ばかり言う」などという不満が続出してネガティブな風潮が出ると、効果は限定的です。

さらに、会社の外で仕事をして帳尻《ちょうじり》を合わせる人も出てきてしまい、面従腹背《めんじゅうふくはい》の人が増える原因になります。

朝型勤務にすることと残業時間の削減効果は、原因と結果のような関係で現れるとは限りません。会社にやらされているという受身のポジションからは、前向きな改善は生まれにくいのです。

朝型・残業時間削減活動は1人でもできる

そこで重要なことは、個人の理想的な生活習慣からスタートすることです。

各社員は朝型にして残業を減らして、どんな生活を送りたいのでしょうか？

理想は、人それぞれ違います。その理想をドライバー（モチベーションの源泉）にすると、その人は能動的なポジションから朝型勤務に取り組みます。

ここからスタートすると、社員にとっては自分のために何とか仕事を効率化して、朝型に変えようという骨太の理由ができ上がります。

社員が受身のポジションではなく、能動的なポジションから朝型勤務を進めていく。

そこに制度面で後押しをすることが、最も効果が高く、長期間の改善、生産性向上に寄与することにつながるのです。

あなたの会社が朝型勤務を始めていなくても、1人で朝型・残業時間削減活動に取り組むことはできます。その方法は、この後ご紹介していきましょう。

この章では、早起きの効用を述べてきました。

しかし、「理屈はわかるけど起きられない！」

これが本音ではないかと思います。

そこで次の章では、「なぜ早起きは難しいのか」を理論的に解説していきます。

第2章

なぜ、早起きは続かないのか？

「いつも通り」を維持する習慣引力の法則を知る

まず、早起きに挫折《ざせつ》してしまうメカニズムを理解しておきましょう。

私は拙著『30日で人生を変える「続ける」習慣』(日本実業出版社)の中で、習慣引力という言葉を使って、続かない、やめられない習慣の原則を解説しました。

すでにお読みいただいた方にはおさらいになりますが、大切なポイントなのでご紹介します。

人間の脳には、一定のリズムをいつも通りに保とうとするメカニズムがあります。

私は、これを習慣引力と呼んでいます。

変化することは脅威《きょうい》なのです。

そこで脳は、安定・安全を維持するために、無意識的に変化を排除して「いつも通り」を維持するのです。

習慣引力の法則

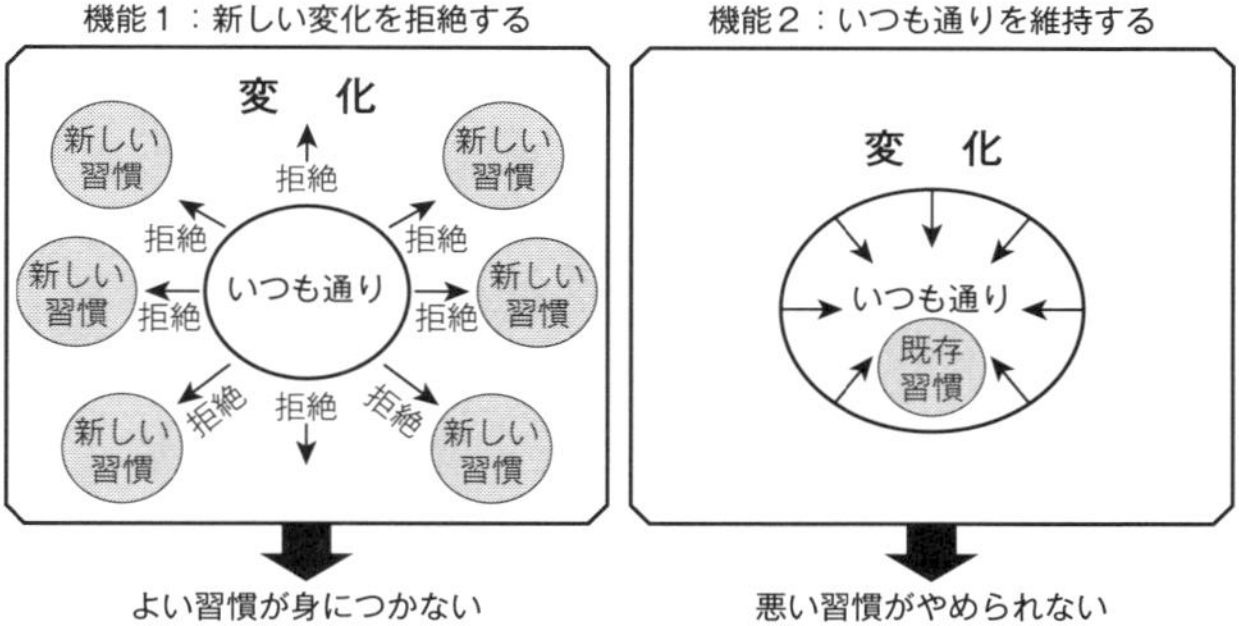

脳が「いつも通り」と
認識するまで続けると習慣化する

よい習慣を始めようと思っても、それは脳や身体にとっては変化であり脅威。そこで、安定・安全を維持するメカニズムが働き、三日坊主に終わってしまうのです。

あなたが悪いわけではなく、とても自然な挫折といえます。

一方、悪い習慣がやめられないのも、いつも通りを維持する機能から考えれば、やめられない理由がよくわかります。

いずれにしても、習慣化は脳がいつも通りの行動だと認識するまで続けることが鉄則です。

1日は25時間？ 体内時計の仕組み

起きるリズムは、体内時計に影響を受けて現状維持されています。

私たちの脳には、1日周期でリズムを刻む「体内時計」があり、基本的なスケジュールを管理しています。つまり、意識しなくても日中は身体と心が活動モードになり、夜は休息モードに切り替わるのです。

簡単にいうと「起きろ」「そろそろ寝ろ」と呼びかけてくるのです。

体温が高いときには、起きて活発に動くようになっていて、逆に体温が低いときには身体を休め、眠くなるようになっています。早起きするには、この体内時計をいかに朝型に習慣づけるかがポイントになります。

つまり、体内時計が「いつも通り」の根源になっているのです。

早起きの習慣をつくるということは、体内時計を変えることを意味します。早起きは身体習慣であり、私は習慣化定着には3カ月かかるとお伝えしています。

この体内時計を変えていく上で、2つ理解しておくことがあります。

1つ目は、体内時計は25時間のリズムで動いているので、1時間夜更かししやすいようにできています。これをリセットするには朝に日光を浴びることです。

2つ目は、体内時計により、寝て起きるリズムは、体温や臓器の活動・血圧・自律神経・ホルモンの変動で引き起こされているので、いきなり2時間早く寝る、2時間早く起きるというのは無理があるということです。徐々に変化することがポイントです。

いずれにしても、この体内時計に、起きる時間と寝る時間をセットすれば習慣化するのです。体内時計をどのように朝型に変えていくのかについては、第3章で詳しく述べていきましょう。

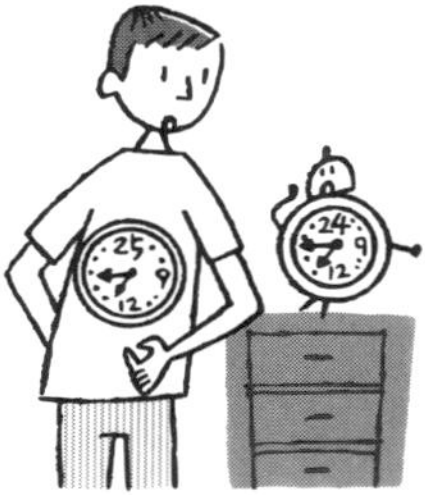

早起きは習慣化の中で最も難易度が高い

あらゆる習慣の中で、早起きはとても難易度が高いものの1つです。

なぜならば、起きる時間と寝る時間は、複雑な習慣がつながった結果決まるものだからです。ここが、学習の習慣や片づけの習慣などと違うところです。

仕事の習慣、人間関係の習慣、家族との時間、平日と土日のリズムの違いなどは、必ずしも自分ですべてコントロールできません。

たとえば、突発的に上司に仕事を頼まれて、残業をして帰ったら24時を過ぎていたということがあるでしょう。あるいは、会社の歓迎会など絶対に参加しなければならないイベントも、1人だけ途中で帰るわけにはいきません。

家族との土日の予定も、遠方に旅行に出かけ、帰りに予想外の渋滞につかまれば、寝る時間は遅くなっていきます。

このように、いろいろな習慣が複雑に絡み合って、今のあなたの体内時計に一定のリズムがセットされているのです。この体内時計をリセットするには、ほかの習慣との整合性が重要になってきます。

早起きは単体ではなく、生活習慣全体で考える必要があるのです。

早起きが失敗する8つの原因

それでは、早起きが失敗する8つの原因を押さえておきましょう。

私が早起きをテーマに扱ったコンサルティングの中で、クライアントが陥るケースの多い問題を1つずつ見ていきましょう。

挫折原因❶ 一気に5時起きにシフトする

習慣化で最も多く挫折するパターンは、ロケットスタートをして、1週間以内に失速することです。

「明日から5時起きするぞ！」と気合いいっぱいに朝型生活に挑《いど》むのはいいのですが、7時起きのところを一気に5時起きにすると、体内時計がびっくりします。やる気はわかりますが、一気に変化しようとすると、それだけ習慣引力の抵抗も大きくなります。

挫折原因❷ 起きる時間だけを目標にしている

早起きといえば、起きる時間だけに焦点がいきがちです。当然、「5時に起きる!」とか、「いつもより1時間早く起きるぞ!」と目標を立てるでしょう。

しかし、起きる時間だけを早めてもすぐに挫折します。なぜなら、多くの人は寝る時間を変えていないため、寝不足になるからです。

挫折原因❸ 睡眠時間を削る

寝不足による睡魔との闘いは、まさに地獄。意志と根性にも限界があります。

また、充分な睡眠時間をとらなければ、集中力の低下を招きます。

さらに寝不足は、長期的には、肥満・がん・認知症など、多くの病気の引き金にもなるといわれています。

いずれにしろ、早起きの観点から、睡眠時間を削るのは避けることが重要です。

挫折原因④ 生活習慣の全体を一気によくしようとする

先ほど述べた通り、早起き習慣は生活習慣そのものです。

だからといって、仕事の時間や飲み会、土日のリズムなど、すべての習慣を一気によくしようとしても、扱う量が多すぎて大変です。

このように、生活習慣全体を好循環にしたい場合は、あれこれ手をつけず、まずは最も効果のある部分だけをターゲットにすることが秘訣《ひけつ》です。

挫折原因⑤ 突発的・イレギュラーの予定に振り回される

早起きが難しいのは、突発的・イレギュラーな予定が発生することが大きな要因です。

たとえば、出張や急な残業、つき合いの飲み会、土日の家族との予定などがあります。

一定のリズムで生活を送るわけではありません。

最初はうまく早起きできていても、途中から寝る時間が遅くなり、起きられなくなる。

こうして、いつも通りの生活に逆戻りしてしまうのです。

大切なのは、生活をコントロールする「規律」と、イレギュラーに対応する「柔軟性」の両方を兼ね備えることです。

挫折原因❻ 早起きへの明確なシフトの理由がない

「早起きしたい！」とセミナーに来られる方の中でも、明確な理由がないケースは結構多いものです。「何となく健康的だと思うから……」など曖昧《あいまい》な理由もよく聞きます。

習慣化の道のりは、どんなに技術を使っても、やはりモチベーションが必要です。その続けるモチベーションは「骨太の理由」からくるのです。


なぜ、早起きをするのか？

どのようなメリットがあるから、朝型生活にするのか？


骨太の理由が、挫折に導く誘惑からあなたを救ってくれるのです。

挫折原因⑦ 手放すものが確定していない

寝る時間と起きる時間を決めて、充分な睡眠時間を確保すると決意したとします。

しかし多くの場合、予定よりも寝る時間は遅くなりがちです。

なぜなら、やることをいろいろ詰め込んでいるから。

今までの生活でやっていたことを変えずに、あれもこれもやろうとすると、時間が足りなくなります。それを夜になって気づいて結局、眠れなくなります。

第3章で扱いますが、一度、生活習慣を「見える化」して、増やすもの・減らすものの整理が必要になってきます。

本当に大切なことだけに集中する。それ以外は減らす、なくすことが重要です。

挫折原因⑧ 早起き＋αを同時にやろうとする

多くの人は、「早起きして勉強する！」「早起きしてジョギングする！」などと習慣目標を決めますが、実は2つの習慣を同時に始めようとしていることに気づきません。
習慣化は1つだけでも大変です。
欲張っていろいろと始めようとすると失敗する原因になります。

さて、ここまで8つの挫折要因を紹介してきました。
あなたにも当てはまるものがあれば、それを解消することで早起きの成功へ大きく前進します。

次の章では、これらを上手に解消するための「早起き習慣メソッド」をご紹介していきましょう。

第3章

根性や意志力に頼らない「起きる技術」

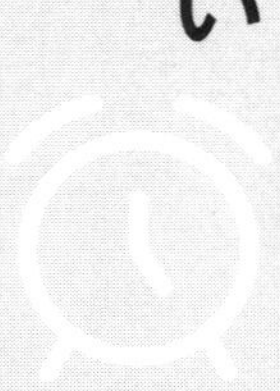

早く起きるための技術・基本5原則

早起きについては、習慣化の原則を無視して、意志や根性で起きようとした結果、「習慣の学習性無力感」といわれる症状に陥っている人を多く見かけます。

「あんなに決意したのに、20回以上も早起きに挫折している。私は早起きが苦手だ。早起きできない性格なんだ。夜型体質なんだ」と、無力感でいっぱいになっている人たちです。

しかし、私が支援して早起きを実現させた人の多くは、意志・根性・性格の問題ではなく、「やり方が間違っていた」「原則に反していた」という感想を語る方がほとんどです。

それでは、早く起きるための技術・基本5原則をご紹介していきます。

原則1 起きる時間ではなく寝る時間に集中する

早起きは「寝る時間にフォーカス」することがとても大切です。

「早く寝れば早く起きられる！」これが原理原則です。

これを無視して何か魔法があるのではないかと思うから、早起きが複雑で難しくなっていきます。

そして、失敗を繰り返すうちにどんどん無力感が強くなっていくのです。

大切なので、もう一度繰り返します。

「早く寝れば早く起きられる！」

この当たり前の原則からスタートしていきましょう。

そうすれば長く早起きを続けられますし、仮に一時的に早起きの習慣が崩れたとしても戻すことができます。

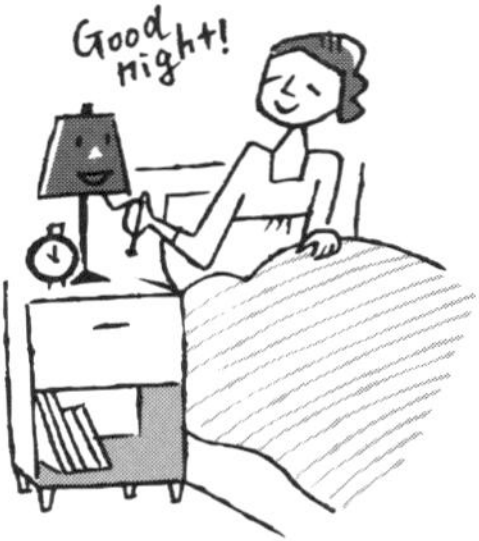

いきなり「朝5時に起きるぞ！」と目標を立てる方は多くいますが、ほとんどの場合、寝る時間を変えることは考えていません。

いつもの生活習慣のまま、寝る時間は変えずに、起きる時間だけを無理して早める結果、睡眠時間が大幅に減少し、起き抜けの睡魔に勝てないのです。

無理に起きても日中ずっと眠く、集中力が落ちて苦しい。次の日には、とても意志の力では起きられないほど眠いでしょう。

この失敗は、寝る時間を早めていないからです。起きる時間は結果であり、寝る時間が原因だと考えてください。そうすればスッキリ考えることができます。

第4章で、どうすれば起きる時間を早くできるのかを説明しますが、最初の目標は「寝る時間を早める」だけでいいのです。私がコンサルティングをする際も、「まずは寝る時間を守ることができれば、起きれなくてもＯＫ！」とします。

習慣化のコツは、結果より習慣行動に集中することです。

なぜならば、習慣行動が定着すれば結果は自ずとついてくるからです。

まずは、早く寝るという行動に集中してください。

原則❷ 睡眠負債が発生しないよう充分な睡眠をとる

2つ目の原則は、睡眠負債を溜めずに充分な睡眠をとることです。

睡眠負債とは、睡眠学の分野で使われている専門用語で「必要な睡眠時間に対する不足分、すなわち睡眠不足が徐々に溜まっていった累積負債のこと」です。

負債なので、お金で考えるとわかりやすいです。

仮に、7時間が充分な脳のエネルギーが戻る適正睡眠時間だとすれば、6時間睡眠だと1時間の負債を抱えることになります。

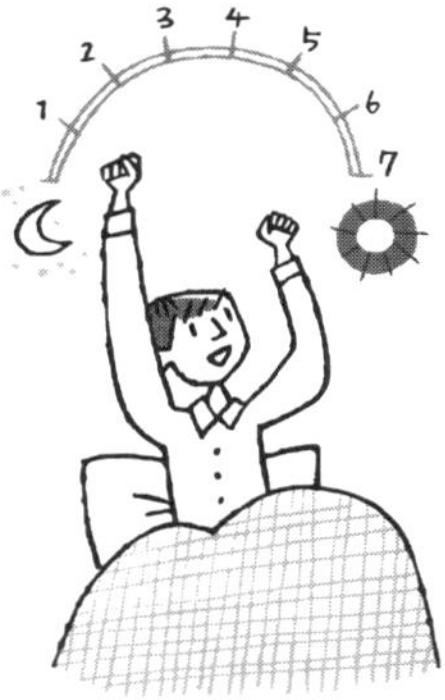

これが蓄積すると、週末でドカ寝をして一気に返済するという週末返済パターンに陥ります。

私は、睡眠負債が溜まらない睡眠時間を確保することを強くおすすめします。

理由は2つあります。

1つ目は、睡眠負債が溜まるということは、返済日が必要になってくるので、必ずその埋め合わせをする日に、起きる時間がずれてしまうからです。生活習慣を一定に保つためには、睡眠負債を溜めない生活が必要です。

2つ目は、睡眠負債を抱えていると、起きている時間のエネルギーが低くなるからです。

早起きの目的は人それぞれでしょうが、「仕事を生産的に行う！」「感情的に快適でいる！」「1日を有意義に使う」などの目的からしても、睡眠が充分とれていることは欠かせない要件です。

睡眠負債が蓄積すると、ストレスが溜まり、イライラし、過食に走り、仕事の生産性が落ちて残業し、寝る時間が遅くなり、起きる時間が遅くなるという悪循環の引き金になります。

睡眠は、脳にとって絶対に欠かすことができないものです。しっかり寝ることで、好循環のスパイラルが起きます。

原則③ 一度に1つの習慣を貫《つらぬ》く

これは、習慣化において、とてもキモとなる原則です。

習慣化を決意したとき、人はやる気にあふれています。

「これぐらいできるよ！」となりがちですが、実際には毎日の習慣にすることは簡単ではありません。現状維持への抵抗が強いため、複数の習慣をいきなり続けることは困難です。

先ほどご紹介した通り、よく出るのが、「早起きしてジョギングします」「早起きして英語を勉強します」という目標。これは、すでに2つの習慣をやろうとしているのです。

そして、挫折した瞬間のことを聞くと「朝は目覚めるんだけど、勉強するのは気が重たくて、つい二度寝してしまいました」「雨が降っていたのでジョギングできないから、あきらめて寝ました」と言うのです。

これでは本末転倒《ほんまつてんとう》です。せっかく目が覚めていたのに、＋αの目標のおかげで早起きの目標まで台無しにしています。この場合、せめて起きることだけでもやればいいのですが、それに意味を感じられないのは2つセットで考えているからです。

早起きを成功させることだけでも、大きな労力を使います。

もちろん、すでに英語学習の習慣、ジョギングの習慣が定着している人は、＋αしても問題ありません。

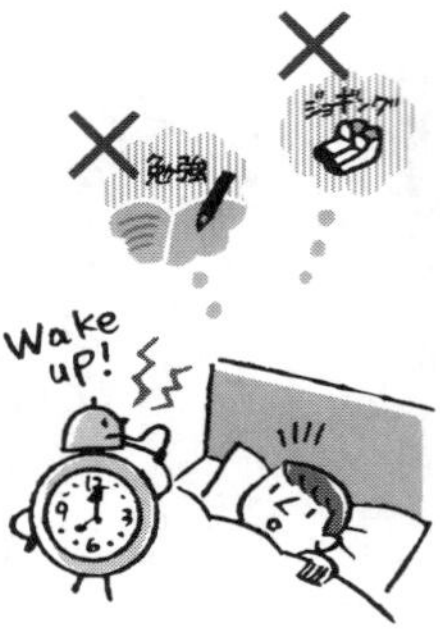

また、楽しいから自然とできることならば、それは精神的に負担にならないので、同時スタートでも大丈夫です。

しかし、英語の学習もジョギングも習慣化していない人にとっては、早起きとセットでやるのは大変。

ですから、1つずつ習慣化してください。

英語の学習を目的とするなら、まず早起きの習慣を今の生活リズムの中で習慣化させてから、次に英語の学習に手をつけるのが一番成功率の高い方法です。

どうしても2つセットでやらないと気が済まないという方に1つアドバイスです。2つの習慣を同時にやる際には、メインを早起きにして、サブにもう1つの習慣を設定します。

そして、メインの早起きは絶対に実現するもの、サブの習慣はあくまで副次的にできたらいいもの、できなくても自分を責めないと決めておくのです。

あくまでも2つ目のサブ習慣は「調子がよければできればいい。できなくてもOK」と設定することです。

サブ習慣は早起きが習慣化できた後で、本格的に取り組めばいいだけのことです。

実行できなかった自分を責めるのは、続ける上で絶対に避けたいところです。

原則④ センターピンに狙いを定める

センターピンとは、ボウリングでいう真ん中のピンのことです。

真ん中の1本を狙ってうまく倒すことができれば、後ろのピンも9本すべて倒れます。

生活習慣も同じです。すべてをよくしようとするのではなく、1つのセンターピン

（キモとなる行動やルール）を守ることで全体の悪循環を好転させることができます。

生活習慣を変えるためには、生活全体を「見える化」する必要があります。その上で、悪循環を好循環にする、つまり夜型を朝型に変えるためには、2つポイントがあります。

1つ目は、朝型のよい循環にするために、守るべきルールや行動を見定めること。

2つ目は、よい循環が回り始めるまで、それを徹底して守ることです。

では、早起きするためのセンターピンとは何でしょうか？

それは、「寝る時間を守るためのキーとなる行動やルール」です。

これは人によって異なります。

たとえば、お風呂に入った後は眠くなるので寝ることができるけれど、なぜか入る時間が遅くなってしまうという人は、入浴時間が寝る時間を守るためのセンターピンとなります。

一方、仕事を終える時間が遅くなると夜更かししてしまう人は、退社時間を守ること

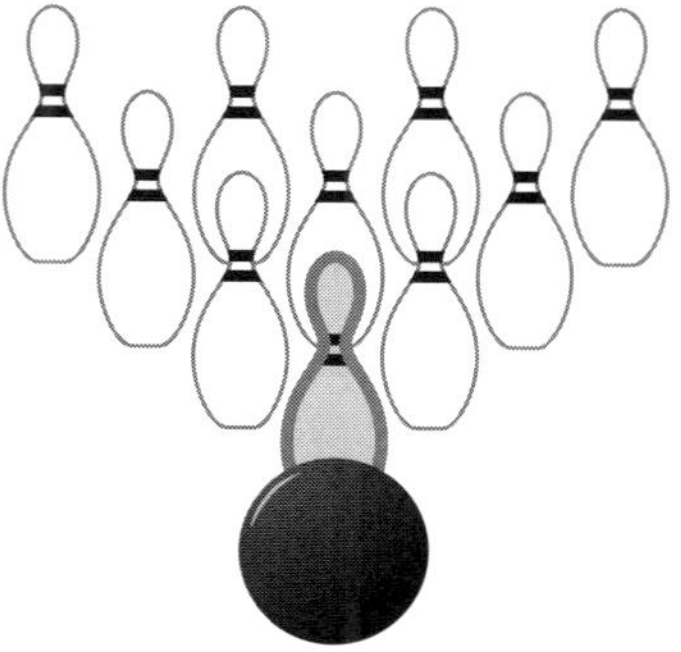

たとえば、仕事が遅くなるから寝る時間が遅いという人にとっては、「退社時間を守る」ことがセンターピンになる。このセンターピンをうまく倒せば、後ろのピンも次々と倒れていく

がセンターピンです。帰ってからのリラックスタイムが長くなりすぎる人は、リラックスタイムを終える時間がセンターピンとなります。

あれもこれも手をつけようとしたときに、人は挫折します。

シンプルな対策を考えることがポイントです。

原則5 ボトルネックを想定する

あなたの今の生活習慣は、一定のリズムで習慣化されているものです。簡単にその引力から抜け出すことはできません。

今の生活習慣から朝型の生活習慣に変え

るときに、必ず起きてくるのが「ボトルネック」となる事象です。ボトルネックとは、理想の生活習慣を邪魔する突発的な予定や誘惑（ネットサーフィンなど）など、挫折に導く要因のことで、たとえば次のようなものです。

□上司からの急な残業依頼
□つき合いの飲み会
□家族との生活リズムの違い
□土日のイベント
□普段と異なるワークスタイル（出張や接待など）
□習い事などの予定
□ネットサーフィンやテレビ

このような突発事項・誘惑要因が発生する中で、毎日の生活習慣を完璧に統一することは現実的ではありません。

それまではせっかく寝る時間を守れていたのに、これらのボトルネックがきっかけで、

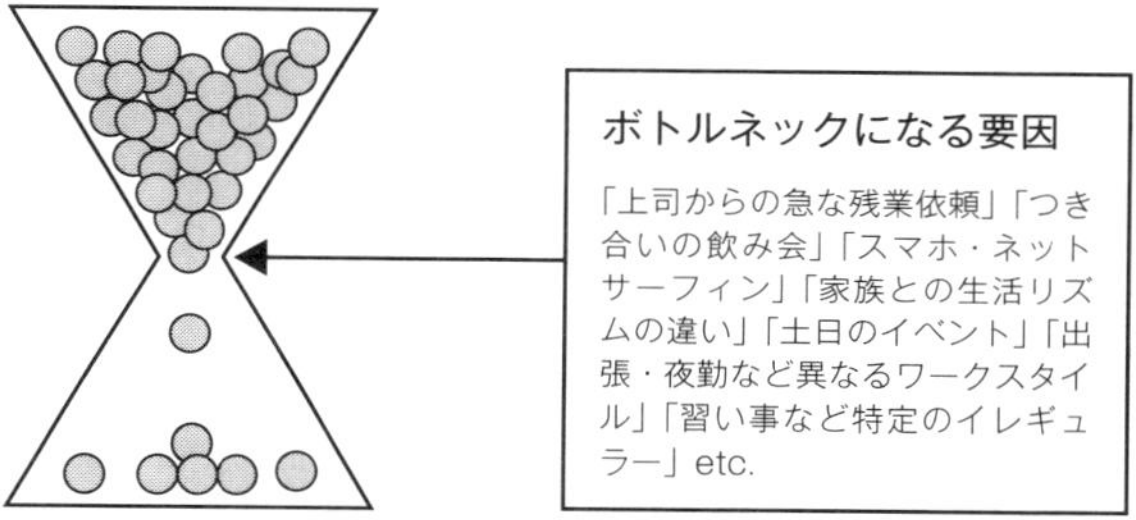
ボトルネックになる要因
「上司からの急な残業依頼」「つき合いの飲み会」「スマホ・ネットサーフィン」「家族との生活リズムの違い」「土日のイベント」「出張・夜勤など異なるワークスタイル」「習い事など特定のイレギュラー」etc.

つい夜更かしになり、早起きリズムも台無しになるのです。

完璧主義の傾向が強い人であれば、1日でもイレギュラーが生じて起きられないと、ひどく自己嫌悪感に苛《さいな》まれて挫折した気分になります。

それが結局、早起きが続かない結果を招きます。

これらの事象は、朝型生活習慣に移行する際に、必ず発生する問題なので対処すればいいだけのことです。それには、変動に対応できるだけの「柔軟性」が必要です。

対処策は大きくは3つです。

1つ目は、スケジュールに例外パターンをつくっておくことです。

深夜帰りのパターンと、土日専用のパターンをつくっておくと想定内で対処できます。詳しくは後ほど扱います。

2つ目は、例外パターンを3日以上連続させないようにすることです。たとえば、つき合いの飲み会は、参加すべきものとそうでないものを選別する。仮に参加するにしても、二次会、三次会までは遠慮するなどです。

朝型生活習慣が身についた後ならいいのですが、定着していない間は例外が続くと、せっかくのリズムが台無しになります。

3つ目は、最初の3週間は睡眠時間を優先する、4週目以降は起きる時間を優先するというルールを決めておくことです。

寝る時間が遅くなったとき、「睡眠時間」と「起きる時間」を守ることのどちらを優先するかという議論になってきます。

私が多くの方をコンサルティングしてきた結果からいえば、最初の3週目までは睡眠時間を確保することを優先する。それ以降の時期は、睡眠負債を溜めたとしても、起きる時間を守ることが一番うまくいく方法です。

そしてその睡眠負債は、翌日早く寝ることですぐに返済するのがポイントです。

このイレギュラーへの対応は複雑で、上司や家族など他者に影響されることが多いものです。

だからこそ、完璧に思うようにはいかないのですが、だからといってなすがままに振り回されていては、生活の満足度はどんどん低下していきます。

イレギュラーを減らし、3日連続させないようにする工夫をしてみてください。「規律」と「柔軟性」の両方をもつことが重要です。

では次に、適正な睡眠時間とはどれぐらいなのかについて、考えてみましょう。

結局、私たちは何時間眠ればいいのか？

脳をもつあらゆる動物は、睡眠を避けられません。睡眠は脳のエネルギーを回復するために必要な要素です。

では、何時間眠るといいのでしょうか？

私の最終結論は、「自分の身体感覚で決める」「身体の声を聴く」です。

一概には言い切れませんし、人生に何を望むのかの違いもあります。体質の違い、仕事の性質の違いに左右されるからです。

しかし、睡眠学の調査データなどもあるので、参考にご紹介します。このデータは、「睡眠が充足している」「睡眠が不足している」アンケートの結果です。

このデータからいえることは、快適な睡眠がとれている人は、睡眠時間が6時間以上、睡眠不足を感じている人は睡眠時間が6時間以下ということです。

ちなみに、睡眠学の権威で医学博士の白川修一郎《しらかわしゅういちろう》先生は、著書『「睡眠力」を上げる方法』(永岡書店)で、睡眠時間について次のように書かれています。

「健康で長生きしたいなら、6時間~8時間の睡眠が適正

頭をすっきりさせたいなら、7時間~9時間の睡眠が適正

(中略)

睡眠時間と睡眠充足度

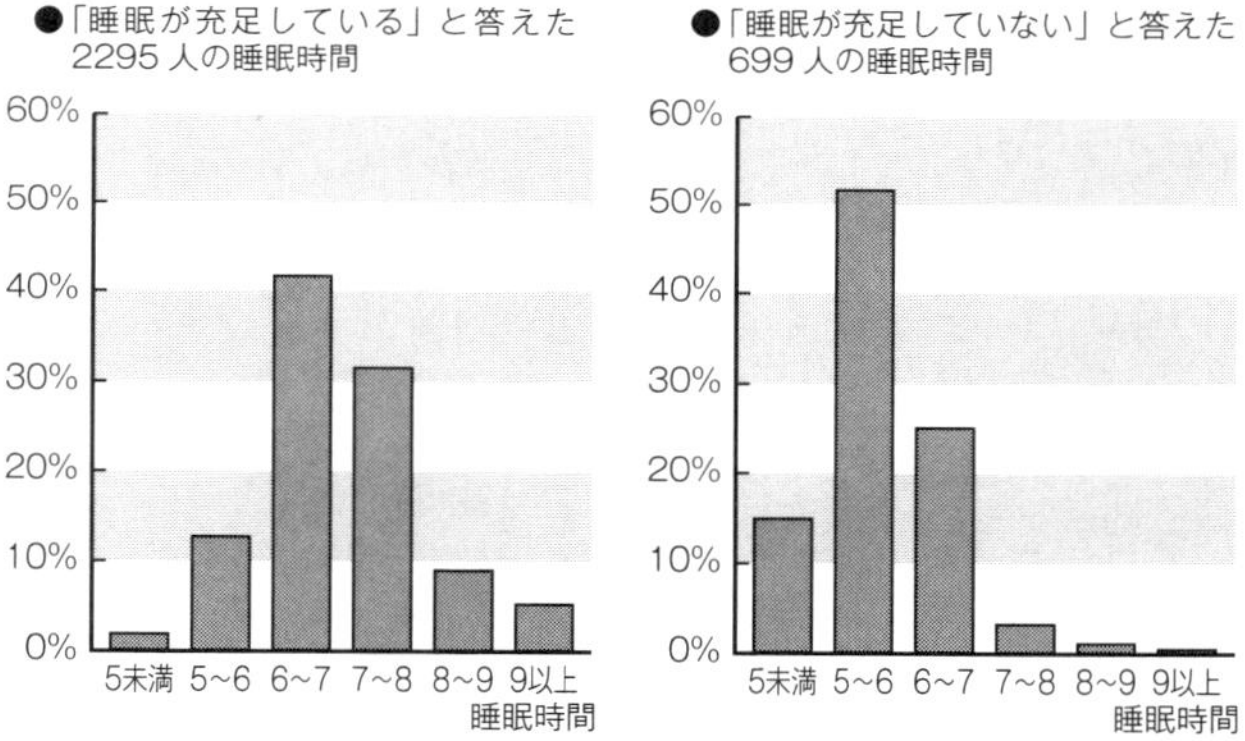

『睡眠学』(じほう)より

私は、成人や高齢者の睡眠時間は『7時間』こそベストだと思います。そして、毎日ほぼ7時間の睡眠を続けていくことを強く推奨します」

また、白川先生は同著で「睡眠時間5時間で仕事をしているのはいわゆる酩酊状態（お酒に酔っている）と同じだ」と書かれています。

もちろん、遺伝的に短眠で済むというショートスリーパーの人がいます。

これも白川先生が監修する『快眠のための朝の習慣・夜の習慣』（内海裕子著／だいわ文庫）より引用してみましょう。

	〈必要睡眠時間〉	〈人口比〉
ショートスリーパー	5時間以下	1%未満
	6時間以下	5〜10%
バリュアブルスリーパー	6時間〜9時間	87%
ロングスリーパー	9時間以上	5〜10%
	10時間以上	1%未満

あなたが標準の睡眠タイプ（バリュアブルスリーパー）でありながら、5時間睡眠でがんばっているならば、それは睡眠負債を抱えた状態で起きているということになります。

もし、その返済を週末まで持ち越し、休日8時間寝ているとするならば、ショートスリーパーでないのは明らかです。

これでわかるのは、6時間以下で睡眠負債が溜まらない人は10人に1人だけ、90%以上の人は6時間以上の睡眠が必要ということです。

通常のビジネスパーソンは、私がセミナーで聞くと6時間睡眠が平均ぐらいです。

これで集中力が保てるならば、それでもいいでしょう。後は実感値で、最適な睡眠時間をご自身で設定してみてください。

その際におすすめしたいのは、睡眠の記録をとり、それを基に判断することです。

9時間睡眠の奇跡

私の極端な例をお話ししましょう。私は睡眠の重要性を実験するために、1カ月ほど9時間睡眠に挑戦しました。

目標は「寝尽くす！」。

21時に寝て、6時に起きる生活を実際に行いました。

その結果、私が実感したのは次の通りです。

まず、仕事面でいえば、集中力が劇的にアップしました。

通常3時間かかっていた仕事が半分の時間で終わる、気の重い仕事が面白いようにどんどん片づいていきました。

睡眠によって脳のエネルギーが満ちあふれているので、苦痛を感じないのです。

先延ばしにしたいという気持ちは、仕事の重さと脳のエネルギーの枯渇《こかつ》に関係があるのだと実感しました。

また、創造力も飛躍的に高まりました。

私は仕事柄、本を書いたり、教育コンテンツを開発したりするので、創造活動が多いのですが、インスピレーションがあふれだす奇跡も体験できました。

たとえば、たった20分しかない電車の移動時間で、大きな講演のコンセプトが固まり、話す内容の概要のスケッチが完了しました。

通常、睡眠負債が溜まった状態だと、2～3時間かかってもグルグル決断できないことが、スキマ時間だけで重要な仕事が終わっていったのです。

私が感じた最大のメリットは、寝尽くすと日中、まったく睡魔と闘う必要がないどころか、1日使い切れないほどのエネルギーが充電されるということです。

起きている間、毎瞬、幸福感を感じる生活が続きました。

一方、いかに睡眠負債を抱えている状態が苦行なのかを本当に実感しました。

もちろん、通常のビジネスパーソンに9時間睡眠をおすすめはしませんし、する必要もないでしょう。7時間眠れば充分です。

ただ、私は睡眠への投資は、長期的に健康を維持して幸福感を覚え、生産的に生きるためには欠かせないものだと考えています。


仕事の生産性が低い人は、脳疲労でエネルギーが枯渇していて非効率に陥っていることが多いのです。

結果、働く時間が長くなり、深夜帰りになり、すぐに寝るのはもったいないと睡眠時間を削り、せめてものストレス解消として、お酒を飲んだり、テレビを見たりします。

この悪循環を繰り返している限り、生活の充実度は高まりません。また、早起き生活を続けることも困難になります。

では、睡眠時間を確保するために、仕事から帰って寝るだけの生活でいいのでしょうか?

それでは、毎日が楽しくないでしょう。私も同じです。

だからこそ、生活習慣全体を最適なものにする必要があります。

ちなみに現在の私は、創造性の発揮と起きているときの集中力の観点から、8時間眠っています。もちろん、高い睡眠の質を保ちながらです。

9時間睡眠はいいのですが、夜決まった時間に眠れなくなるので、最終的に8時間睡眠にして、運動の習慣と合わせてぐっすり眠るのがベストだと判断しました。

このように試して、最終的に「身体の声を聴く」ことが睡眠の適量を判断する要です。

そのためにも、身体の感覚とコミュニケーションをとってみてください。

睡眠の量と質を高めるために

早起きのコンサルティングで取り上げられる悩みは3つあります。

1. 仕事を終えてベッドに入ったけれど、なかなか眠れない

2. 朝、目覚めるけれどもなかなか起きられない。ベッドから出たくない
3. 睡眠量は確保したが、質が悪くて日中眠い

これらを解決しなければ、「早起き・朝型習慣」は実現しないでしょう。

そこで「睡眠学」と、私の「習慣化メソッド」の側面から、解決策をご紹介していきたいと思います。

人によって、何が効果的かは個人差があるので、なるべく多くの対策をご紹介します。

すべてを実行する必要はありません。

あなたに合ったものを試して改善できればいいので、欲張らずにいいと思ったものに○や線を引いて読み進めてみてください。

夜、早く寝るためのノウハウ

まず、夜眠くなるメカニズムをご紹介します。

夜眠くなるには、メラトニンという睡眠ホルモンが分泌される必要があります。その**原則は、「体温を下げて、暗い場所でリラックスすること」です。**

そこで、睡眠前にやってはいけないことと、逆に睡眠前におすすめしたいことを紹介します。

〈睡眠を妨げる行為〉

□パソコンやスマホを睡眠前にいじる

ブルーライトは睡眠の敵です。メラトニンが出にくくなります。どんなに眠れなくて暇でも、パソコンとスマホを見るのは逆効果です。

□読書や仕事をする

寝られないからといって読書や仕事をしようとすると、交感神経（緊張モード）にスイッチが入ってしまいます。眠気は副交感神経（リラックスモード）が優位になったときにやってきます。よって、リラックスしていることが大前提です。

□テレビを見る
テレビを見ると、刺激で頭が冴えてしまいます。刺激を与えるという意味では、スマホやネットと同じです。

□寝る直前に熱い風呂に入る
40度以上の熱い湯の風呂に入ると、交感神経が優位になってしまうので、眠りにつけなくなります。

□寝る直前にがっつり食べる
胃腸の消化にエネルギーを使っているときは、身体の体温が上がります。体温が上がると眠れなくなります。

□明るい光の下にいる
部屋の電気が明るいと、眠りに必要なメラトニンが分泌されません。眠くなるのは、メラトニンが分泌されるからです。部屋の暗さは30ルクス以下の暗さにすることでメラトニンは分泌されます。照明を暗くできる環境を整えることが大切です。

□カフェインを飲む

カフェインの摂取は目覚めの儀式であって、入眠には大敵です。コーヒーを飲むのが習慣になっている人も、夕方以降は飲むのを避けましょう。

〈睡眠を促す行為〉

□スマホは電源をオフにしてかばんに入れる

どうしてもスマホが手放せないという人が多いでしょう。寝る2時間前にスマホはオフにして、かばんに入れておくようにしましょう。わざわざかばんから出すハードルが高いと、その分「つい見てしまう」という悪習慣は止まります。1週間もすれば落ち着かない気持ちはなくなってきます。

恋人や友人にLINEをしたい、返信しなければいけないという方は、電車の行き帰りでやるなど制限の中で処理したり、会って話をしたり、電話をしたりすることで、深いコミュニケーションをはかることを考えるといいでしょう。

□静かな自然音やジャズなどの音楽を聴く

私は屋久島の自然音を聴きながら、ゆっくり妻と話をして過ごします。テレビは我慢です。見たいテレビはすべて録画しています。

何もしないというのが辛い人は多いと思います。私も同じです。だからこそ、音楽は強い味方だと思います。

ただ、ヒップホップなど刺激があるものは避けて、自然音やジャズなどを聴くのがおすすめです。

□暗い部屋にする

部屋を薄暗くすると、メラトニンが分泌されて、次第に眠気がやってきます。部屋の明るさを調節できない場合は、小さな照明やアロマキャンドルなどを買ってきて、それを照らしながら時間を過ごすと、眠気は早くやってきます。

□寝る前の儀式をつくる

寝る前に、「何もしてはいけない」と言われると、逆に何かしたくなるものです。そこで、寝る前の儀式としてやったほうがいいことをリストアップしておきます。

○ストレッチ
○ヨガ
○瞑想《めいそう》
○家族とゆっくり会話
○深呼吸

などです。

□寝る2時間前に38度程度の風呂に入る

40度以上の風呂に入ると、交感神経を刺激しすぎて眠れなくなります。38度程度が副交感神経を優位にする温度といわれています。

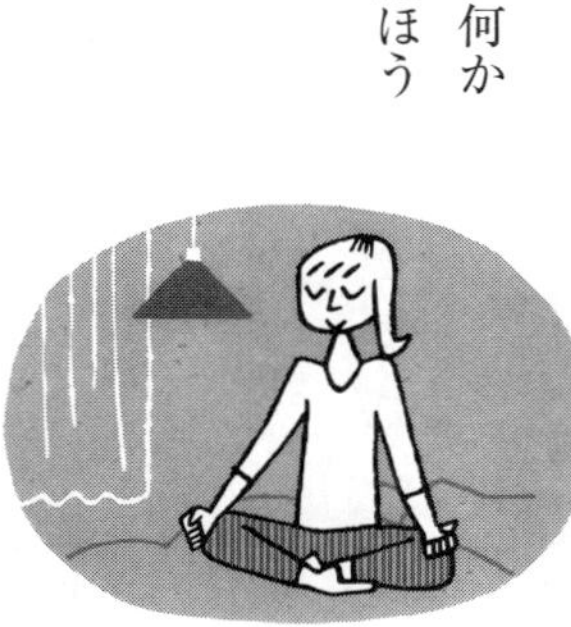

ちなみに、眠気は体温が下がったときにやってきます。

お風呂に入った直後は、体温が上がって目が冴えますが、その後、体温は急速に落ちていきます。

このタイミングで薄暗い部屋に身を置き、リラックスする音楽でも聴きながらストレッチしていれば、すぐに眠くなってきます。

□寝る3時間前には食事を済ませておく

胃腸に消化の負荷がかかっていると、眠りに入りにくい状態になります。

ダイエットの面だけではなく、睡眠という意味でも、寝る3時間前には食事をとっておくといいです。

自宅に帰ってから食事という方は、食事の習慣を変えるか、帰宅後は消化によいものだけを食べるようにするといいでしょう。

お腹がすいて夜もがっつり食べてしまうという方は、帰宅の途中におにぎりを食べて空腹をおさえると、帰ってからのドカ食いがなくなります。

□夕涼みをする

季節と環境によりますが、風呂上がり、夜のベランダに出て、外の空気で身体を冷やす夕涼み。

私は、これを一番の入眠の儀式にしています。夕涼みがいいのは、夜は自然の風で体温が下がりますし、外は暗いのでメラトニンの分泌が促進されるからです。

妻とベランダに椅子を置いて、たわいもない話をしているとあくびが出てきて、早く深く眠ることができます。

以上が入眠のコツです。

とにかく、**「体温を下げて、暗い場所でリラックスすること」**がポイントです。

また、眠れないからといって焦らないでください。

まず、早めに布団に入れただけで前進なのです。

入眠の際に大切なのは、やってはいけないことを避けて、自分なりの入眠パターンをもつことです。あなたなりの入眠の儀式をつくってみてください。

朝スッキリ起きるためのノウハウ

早起きで最も辛いのは、朝起きるときです。

睡魔との戦いは、まさに地獄。早起きは、寝る前に決意しても、起きるときに挫折する。朝にはまるで別人になってしまいます。二度寝の気持ちよさから抜け出す難しさや、身体にムチを打って起きる辛さは、想像するだけでも嫌です。

では、なるべく朝スッキリ起きるためには、どうすればいいのでしょうか?

原則は、「太陽の光を浴び体温を上げて、刺激を与えること」です。

まず、先ほど睡眠負債という概念を説明しましたが、多くの睡眠負債が溜まっていないことが大前提です。睡眠負債が溜まっていると、身体は強制的に睡眠に導きます。それはとても自然で正しい行為なのです。

この睡眠負債を無視して起きようとするのは、借金が溜まっているのにお金を借り入れて使おうとするのと同じです。

多くの場合、辛すぎる朝は睡眠負債が溜まりすぎているケースです。

それがクリアになっている前提で、起きるためのコツをご紹介します。

□日の光を浴びる

これが一番、効果があります。カーテンを開けて日光浴をすることによって、夜間放出されていたメラトニン（睡眠ホルモン）が徐々に消失し、体内時計に「朝が来た」というメッセージを送ります。また、交感神経が活発になり、体温が上がってきます。ホルモン、体内時計、体温のすべての起きるスイッチを入れられるのが日光です。

考えてみれば、太古の昔から人間の身体は変わっていません。太陽に起こされ、沈むとともに眠くなるのが人間なのです。

朝の光は苦手だなーという方も、徐々に慣れていきます。まだ家族が寝ているとか、日当たりが悪いという方は、場所を変えて日の光を浴びるといいでしょう。

私は朝起きたら、すぐにベランダで日光浴をしながら朝食をとり、新聞を読みます。そして、自分の年間計画などを確認した後、ブログを書きますが、そのときも日光を浴びながら行います。

日の光を浴びると、驚くほど目が覚め、エネルギーが高まります。

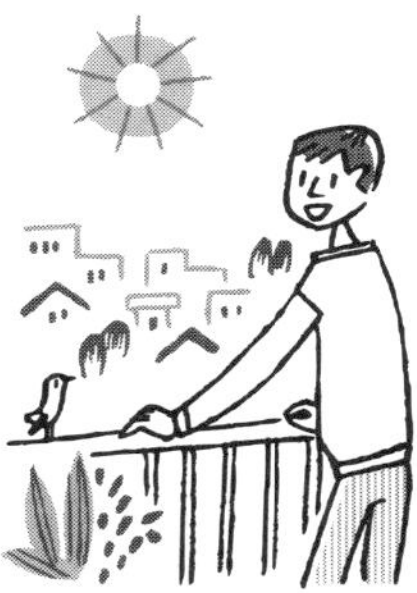

□朝ご飯をしっかり食べる

脳と身体にエネルギーを与えるために、必ず朝食をとりましょう。食事をとると体温も上がるので、目覚めスイッチが入ります。

□カフェインで目を覚めさせる

カフェインには目覚まし効果があります。飲みすぎは害になってしまいますが、最近では適度なカフェイン摂取は、がん予防など健康にもよいとされています。

朝一番、カフェインで目を覚ますのは効果的です。

低カロリーの缶コーヒーを1缶飲むだけでも、一気に目が覚めます。

□熱いシャワーを浴びる

体温を上げると身体は目覚めます。寝て起きた後は大量の汗をかいているので、気分をスッキリさせるためにもシャワーを浴びるのはおすすめです。

私も毎日、浴びています。コツはさっさと済ませること。1分も浴びたら、すぐに着替えて準備をします。ここに時間をかけると面倒になってきます。

□15分の片づけをする

朝の儀式として、片づけもおすすめです。片づけをすると身体を動かすので、体温が上がります。活動することでどんどん目が覚めていきます。

また、片づけはメンタル面での効果もあります。朝から片づけをすると、心が整うのです。心が整うと、1日をスッキリとした気分でスタートできますし、その1日をコントロールできる気分になり、自己肯定感が高まるのです。

お寺の修行でも武道の世界でも掃除から入るのは、本質的な効果があるからなのではないかと思います。

私も朝一番、15分片づけをしてからシャワーを浴びるようにしています。

□ラジオ体操、ストレッチをする

身体を動かすという意味では、NHKのラジオ体操を習慣にしている人もいます。特に製造業の会社などでは、始業とともにラジオ体操を習慣化していることは多いです。これも、体温を上げて交感神経にスイッチを入れる効果があります。

家族全員でラジオ体操を習慣に取り入れるのもいいでしょう。

□朝一番の楽しみを用意する

どうしても起きたくない人の中には、仕事が楽しくないから、なるべく長く睡眠の中にいて、現実から逃避したいという方もいるでしょう。

根本的な対策は、仕事を楽しくしたりストレスを軽減させたりすることですが、即効性があり手軽な対策は、朝一番に楽しみを用意することです。起きることへのモチベーションを高めることで、心の抵抗を和《やわ》らげることができます。

朝食においしいパンを買っておく、お気に入りのカフェでゆっくりする時間をもつ、目覚めに大好きなお笑い番組を見て笑う、などです。

□テンションが高まる音楽をかける

音楽と気分は連動します。

テンションが高くなる音楽をかけると気分が上がります。

私は、朝にテンションを上げたいときは、Darudeの「Sandstorm」を聴きます。

あなたも探してみてください。

□スマホ、テレビを有効的に使う

入眠対策の逆の行為は、起きるためには効果的です。時間を決めて、15分だけ目が覚めるまでネットサーフィンをする、ＳＮＳの返信をすることで脳を目覚めさせる、などは１つの方法です。

また、テレビをつけて刺激を入れるのもいいでしょう。

大切なことは自分なりの朝の儀式をもつことです。ご紹介したことを複数組み合わせて、試してみてください。

深い眠りに入るコツ

最後に、睡眠の質をよくするための方法をご紹介します。

睡眠は量×質です。

その睡眠の質を高めるためには、先ほど述べた通り、就寝とともに深い眠りに入ることが必要です。

本書は睡眠専門の本ではありませんので、詳しくは言及しませんが、その質を高めるには、次のことを工夫してみてください。

1. 寝室の環境

光が入ってくると、どうしても眠りが妨げられます。また、入眠中に物音がするのも避けたいところです。遮光《しゃこう》カーテンを使ったり、空気清浄機の音を小さくしたりするのは有効的な対策です。

夏の空調も、季節の変わり目で眠りに影響します。空調が効きすぎて目が覚めたりすることもあるでしょう。

私はなるべく、冷房は最小限にして、サーキュレーターで空気の循環をよくして身体を冷やしています。これなら空調で風邪を引いたり、目が覚めたりすることが少なくなります。

2. 運動

運動をするとよく眠れます。

ジョギングや早歩き、ストレッチなど軽い運動を20分~1時間すると、体温が高くなり、2時間ぐらいすると下がり始めます。適度な疲労感と体温の低下で、睡眠の質が高まります。

では、どれぐらいの運動が睡眠に効果的なのでしょうか?

これも専門書から引用してご紹介しましょう。

快眠を意図した運動（『睡眠改善学』（堀忠雄・白川修一郎監修／ゆまに書房より引用）

・時刻　午後から夕方。起床後〜午前中の激しい運動は避ける
・種類と強度　中強度（ほどほど）の有酸素運動。高強度の抵抗運動（筋力トレーニング）だと睡眠が障害される可能性が高い
・時間　20〜60分程度
・頻度　週3〜5回程度

中強度の運動とは、ジョギング、ウォーキング、水泳などです。
身体に軽い疲労感があると眠りが深くなります。

3. 昼寝15分で頭がスッキリ

睡眠学でも日中、脳疲労をとるために昼寝をするのは、とても効果的であるとされています。楽天の三木谷浩史《みきたにひろし》社長は、昼寝をすることで有名です。超多忙な中、社長室を閉め切り、昼に15分程度の睡眠をとるのが習慣だそうです。

あまり寝すぎてしまうと起きた後に頭がボーッとしてしまいますが、15〜20分の短眠は脳の疲労回復になります。

4．気になることを書いておく

最後は心理的なケアです。

気がかりや不安、悩みがあると、脳が冴えて眠れないことがあります。また、眠りに入っても嫌な夢を見て起こされることも多々あります。特に夢は、その人の精神状態も反映するものなので、なるべくリラックスして寝たいところです。

その対策としては、不安や気がかりになることをノートに書くことです。嫌な感情を頭から切り離す作業として有効です。

挫折原因を取り除けば成功率は高まる

この章の冒頭で触れた「早く起きるための技術・基本5原則」を押さえて、さらに今までご紹介した入眠・起床の儀式を上手につくることで、意志や根性ではなく、技術で起きることができるようになります。

これで、早起きのための基本の土台の準備ができました。次の章から、生活習慣を朝型に移行するための方法をご紹介します。

「はじめに」で書いたように、私たちは朝型生活を手に入れたいのですが、それは手段であって目的ではありません。

そして本当の目的とは、「もっと充実した理想の生活習慣を送りたい！」という究極的なものだと思います。短期的にも幸福感を覚え、中長期的に成長する自分を期待できる、そんな生活習慣です。

だからこそ、単に起きる時間、寝る時間を変えるだけでは結局、生活に余裕がなくなったり、潤《うるお》いがなくなったりします。あるいは大切な人とのコミュニケーションの時間がなくなったりして、充実感が下がっては何もかも台無しです。

そこで、生活習慣の見直しが必要になってくるのです。

自分の生活習慣がどのようなリズムで回っているか、これは意外と自覚がないものです。感覚的に把握《はあく》していることと、実態は随分と違います。

理想の生活習慣に移行するために必要なことは、曖昧な感覚に任せるのではなく、実生活の全体を「見える化」することです。

では、次の章から本格的に、「朝型生活への5つのステップ」を歩んでいきましょう。

第4章

理想の生活習慣に変わる5つのステップ

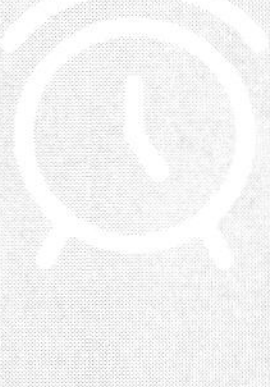

理想の生活習慣を描く理由

理想のスケジュールを描くことには、3つの目的があります。

1つ目は、自分の理想の生活習慣を明確にする。
2つ目は、センターピンとボトルネックを特定する。
3つ目は、イレギュラーが起きても柔軟に軌道修正できるようにする。

すでにお伝えしたように、起きる時間と寝る時間は生活習慣によって決定されます。よって、全体を「見える化」して、何をどのように変えていくのかを明確にしない限り、いつもの生活習慣に逆戻りしてしまうのです。

では、理想のスケジュールを描くコツをご紹介します。

理想の生活習慣は感情からスタートする

ここで、早起きの究極の目的を確認したいと思います。それは、「充実した毎日」を送ることです。

人それぞれ「余裕のある生活をしたい」「自己投資の時間をつくりたい」「家族との時間が欲しい」「仕事を効率化して成果を上げたい」など動機は異なります。

刺激が欲しい人、リラックスしたい人、つながりが欲しい人、成長感を覚えたい人、静けさが欲しい人など、その理由によってバラバラでしょう。

ただ、いずれにしろ充実の基準は、前日を振り返って「昨日はいい1日だったなー」と言えるかどうかです。

ただし、仕事のある日は充実していなくて、休日は遊んで充実していたということでは、充実した毎日を送っているとはいえません。

平日に充実感を得ていないと、1年のうち60％以上は不満足ということになります。

さらに、この充実感を考える上で、短期と中長期の両方の視点が必要です。

たとえば、夜に友だちとワイワイ盛り上がって楽しかったという一時的なことだけではなく、「その生活を3年続けたら未来の自分が輝くだろう！」という中長期の視点も重要なのです。

つまり「今日とても楽しい」という満足感と、将来の自分への期待感を合わせて、はじめて充実感と呼べるのです。

この充実感は、感情を細かく見ていくことが鍵となります。

あなたはどのような感情生活を送りたいですか？

まず、負の生活習慣から想像してみましょう。

〈負の生活習慣から受ける感情〉

□バタバタ準備をして「焦る」

□遅刻しないかどうか「不安」
□駅まで走って汗びっしょりで「不快感」
□電車が遅れて「イライラ」
□会社にギリギリに到着して「疲労感」
□朝一番に準備するまもなく突発業務で「振り回され感」
□寝不足で集中力がなく「倦怠感《けんたいかん》」
□人よりも長く残業して「劣等感」
□家に帰って甘いものを食べてしまい「自己嫌悪感」

このような感情を味わっていないでしょうか？

ともすれば、私たちは日々の感情に鈍くなって、苦痛だけれどそれを麻痺《まひ》させてしまい、何となく毎日を送りがちです。

しかし、生活の悪循環を断ち切れば、感情は次のように変わります。

〈よい生活習慣で得る感情〉

□朝30分余裕をもって家を出る「ゆとり」
□朝勉強する時間がもてる「成長感」
□駅までゆっくりリラックスして太陽の光を浴びて歩く「爽快感」
□電車が遅れても吸収できる「余裕」
□会社に30分前に到着して準備ができる「自己肯定感」
□充分寝ているのでみなぎるエネルギーがある「活力感」
□人より早く仕事を終わらせて帰る「優越感」
□早く帰って好きなことをする「ワクワク感」
□寝るまでにヨガをして「リラックス感」

このような感情を味わう生活ができます。

この充実感は人によって構成要素が違うので、自分なりにどのような感情を味わいたいのかを考えながら生活習慣を描くと満足いくものが描けます。

感情のポートフォリオ

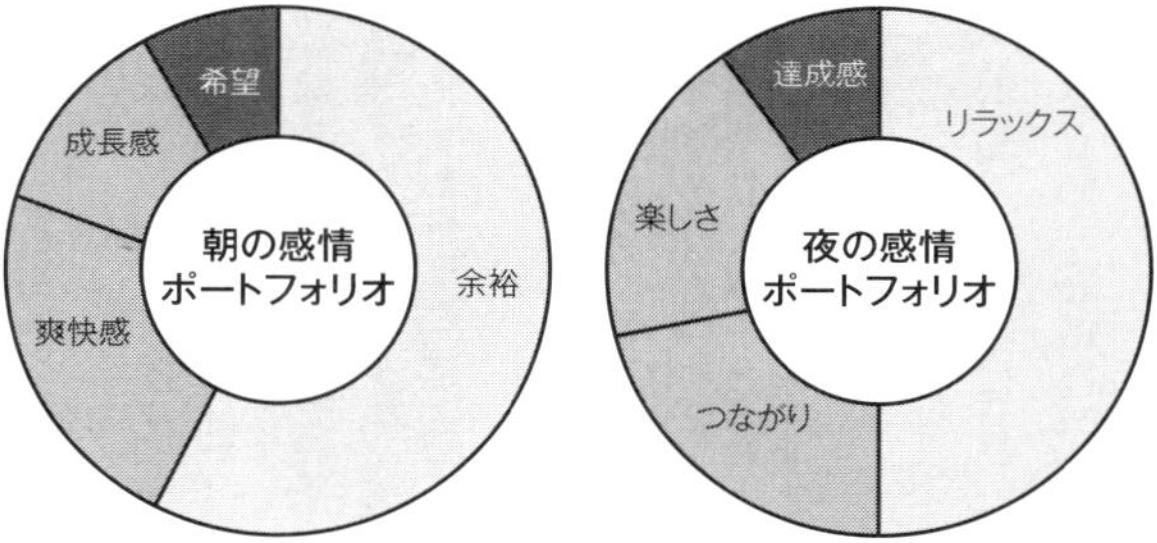

あなたも上の図のような感情ポートフォリオを描いてみましょう。

この感情ポートフォリオが理想の生活習慣を描く上での土台になります。

朝、得たい感情は何でしょうか？

夜、得たい感情は何でしょうか？

感情生活という観点から習慣を考えていきましょう。感情を分析するのが難しい人は、行動から逆算してもいいでしょう。

何をしているときに充実感を覚えるでしょうか？

どのような感情を避けて、どのような感情で満たされたいですか？

主な感情は次のようなものです。

1日で避けたい感情

焦り・不安・イライラ・不快感・疲労感・振り回され感・倦怠感・劣等感・自己嫌悪感・孤独感・退屈・つまらなさ・不自由感・絶望感・停滞感

1日で得たい感情

ゆとり・余裕・達成感・静けさ・リラックス・楽しさ・つながり・成長感・ワクワク感・爽快感・刺激・驚き・自己肯定感・笑い・希望・安心感・多幸感・優越感・充足感

いずれにしろ、「何をしているときに充実感を覚えられるか」が重要です。

たとえば、知らないことを学んでいるとき、英語の学習をしているとき、朝早起きして自分のやりたいことをやったとき、ジョギングしたときなど。そして、この行動から、どんな感情を味わって満足しているのかを感じてみてください。

中には、感情よりも行動が充実していればいいだろう、という方もいることでしょう。それでも私は、感情に目を向けることを強くおすすめします。

充実感という感情は、複合的な感情の結果なのです。

たとえば「最近、充実感がない」と相談されても、どの感情が満たされていないのかよくわからないことが多いのです。

私はこれを「感情の因数分解」と言っていますが、どんな感情が満たされていないのかということに敏感になると、結果「充実感」に辿《たど》り着けるようになります。

感情のポートフォリオを描き、理想の1日を設計して実践し、また修正する。

この繰り返しによって、自分の感情と理想の生活について敏感になっていけるのです。

それでは、以上のことを踏まえて、これから、理想の生活習慣を描き、自分にとって最適な生活習慣と、それに移行する方法を5つのステップで見ていきましょう。

具体的には次のステップになります。

ステップ1．理想の生活習慣を描く
ステップ2．現状の生活習慣を把握する
ステップ3．ギャップを明確にする
ステップ4．例外パターンをつくる
ステップ5．ベビーステップで始める

それでは、1つずつ見ていきます。

ステップ❶ 理想の生活習慣を描く

理想の生活習慣とは、次のような内容を描くことです。

これを見ると、

理想	
時間	スケジュール
5：00	就寝
5：30	
6：00	資格勉強
6：30	
7：00	朝食・身支度
7：30	
8：00	移動
8：30	
9：00	仕事
9：30	
10：00	
10：30	
11：00	
11：30	
12：00	
12：30	
13：00	
13：30	
14：00	
14：30	
15：00	
15：30	
16：00	
16：30	
17：00	
17：30	
18：00	
18：30	移動
19：00	
19：30	夕食（自炊）
20：00	
20：30	ジョギング・読書
21：00	
21：30	入浴
22：00	夕涼みタイム
22：30	
23：00	就寝
23：30	
0：00	
0：30	
1：00	
1：30	
2：00	

「こんな機械みたいな生活できないよ」

「飲みにいく時間とかどうすればいいんだよ」

「生活がせせこましく見えてくる」

などと思うかもしれません。

しかしそれは、「このスケジュールを完璧に守らなければいけない」と思っているからでしょう。

私自身も、理想のスケジュール通りに生活していない日はたくさんあります。

また、その必要もありません。

ただ、生活リズムを最高の状態に維持するために、絶対に守らなければならない時間と、そうでない時間があります。それをきちんと押さえておくために書くのです。

何度も描き直して最適化することで理想が磨かれ、充実感のある毎日の理想図ができ上がります。

そもそも理想が不明確だと、自分の生活をどのように変えていいかわかりません。

それでは実際に、理想のスケジュールを描いていきましょう。

理想の生活習慣を考えるためには、3つのポイントがあります。

ポイント1．現状を一旦脇に置いて理想を描くこと

現状、仕事の終了時間が23時でも、本当の理想が19時退社なら、そのスケジュールで描いてみてください。どうすればいいかは後で考えていきます。理想を低い充実感のものに設定すると、がんばって実現しても得られる満足感が低くなってしまいます。

ポイント2．緊急ではないが重要なことから埋めること

ここで大切なのは、早起きはあくまで手段なので、どのような行動を盛り込めば充実感が得られるかを考えることです。

そこで、時間がなくて先延ばしにしていること、緊急性はないけれど重要なことを先に埋めていってください。自分が大切にしたいけど、できていないことです。

たとえば、ジョギング、英語の学習、リラックスタイム、自己対話、日記などです。

これが習慣として回り続ければ、「1日を振り返ったときに満足できる」「1年後、3

年後に自分が輝けるという期待感がもてる!」、そんな理想のために必要なものをまず埋めていきましょう。

順番は、寝る時間、起きる時間から描き始め、朝と夜の時間の使い方(自分にとって重要なこと)を描き、最後に出社と退社時間を決めます。

仕事の時間を最後に描くのは、仕事は最適化して短縮できるからです。

何かを効率化しなければ、最終的に24時間というコップの中に多くのものを注ぎ込むことはできません。

第5章で、成果を高め、同時により短く働く「高密度仕事術」をご紹介しますので、ここでは理想の退社時間を最後に設定してください。

まずは理想を広げることが大切です。

ポイント3. 充実感を得られるか検証すること

先ほど、朝に得たい感情、夜に得たい感情を明確にしたので、それをベースに理想的かどうか検証してください。

実際にやってみると、必ず感情を味わえるはずです。充実感が高いと思った日にヒントがあり、まったく充実感を覚えない日にもヒントがあるのです。

行動してみないと、わからないことはたくさんあります。

まずは仮説だと思って気軽に楽しみながら描いてみてください。

〈準備するもの〉

・A4のシート（スケジュールをエクセルで作成するか、弊社のホームページからダウンロード。詳しくは「おわりに」をご覧ください）

・鉛筆もしくは消せるボールペン

・3色以上のマーカー

それでは、イメージを明確にするために、「はじめに」でご紹介した3人の理想のスケジュールをご紹介しましょう。

なお、ここでは、複数の新習慣が入っていて構いません。習慣化のプロセスで強弱をつけて扱っていきます。

残業が多いAさんの理想のスケジュール

理想	
時間	スケジュール
5：00	就寝
5：30	
6：00	朝食・身支度
6：30	
7：00	移動
7：30	
8：00	仕事
8：30	
9：00	
9：30	
10：00	
10：30	
11：00	
11：30	
12：00	
12：30	
13：00	
13：30	
14：00	
14：30	
15：00	
15：30	
16：00	
16：30	
17：00	
17：30	
18：00	
18：30	
19：00	
19：30	移動
20：00	
20：30	夕食（自炊）
21：00	
21：30	入浴
22：00	ストレッチ・瞑想
22：30	
23：00	就寝
23：30	
0：00	
0：30	
1：00	
1：30	
2：00	

普段、残業の多いAさんは、何とか仕事時間を短くし、充分な睡眠と、入浴後のリラックスのためにストレッチ・瞑想をする時間を確保しています。

いつもギリギリに出社して時間に追われているので、感情ニーズとしては、リラックス・余裕をもつことがキーワード。これで理想のスケジュールをつくりました。

朝食・身支度も以前は30分でバタバタだったのが、1時間確保することで、朝は余裕をもって出発できます。

スマホ・ネット依存のB子さんの理想のスケジュール

理想	
時間	スケジュール
5：00	就寝
5：30	
6：00	資格勉強
6：30	
7：00	朝食・身支度
7：30	
8：00	移動
8：30	
9：00	仕事
9：30	
10：00	
10：30	
11：00	
11：30	
12：00	
12：30	
13：00	
13：30	
14：00	
14：30	
15：00	
15：30	
16：00	
16：30	
17：00	
17：30	
18：00	
18：30	移動
19：00	
19：30	夕食（自炊）
20：00	
20：30	ジョギング・読書
21：00	
21：30	入浴
22：00	夕涼みタイム
22：30	
23：00	就寝
23：30	
0：00	
0：30	
1：00	
1：30	
2：00	

B子さんは、学びと爽快感をテーマに理想のスケジュールをつくりました。

スマホをいじったり、ネットサーフィンをしてしまう生活から抜け出して、有意義な生活を送るというスケジュールです。

朝は、起きてから野菜ソムリエの資格試験の勉強をしたいとのこと。

夜は爽快感を得るために、ジョギングや読書を楽しみます。

また、しっかり眠くなるように夕涼みをしながら、彼氏と電話をするというのが理想です。

飲み会や家族の予定が多いCさんの理想のスケジュール

理想	
時間	スケジュール
5：00	就寝
5：30	
6：00	
6：30	朝食・身支度
7：00	移動
7：30	
8：00	仕事
8：30	
9：00	
9：30	
10：00	
10：30	
11：00	
11：30	
12：00	
12：30	
13：00	
13：30	
14：00	
14：30	
15：00	
15：30	
16：00	
16：30	
17：00	
17：30	
18：00	
18：30	移動
19：00	
19：30	夕食
20：00	入浴
20：30	家族と団らん 自分の時間
21：00	
21：30	
22：00	
22：30	
23：00	
23：30	
0：00	就寝
0：30	
1：00	
1：30	
2：00	

Cさんは家族がいるので、テーマは愛とつながり。そのために、家族との団らんの時間をつくるように描きました。

子どもはまだ小学生。このかわいい時期に、一緒に話をするという時間をとることは絶対に優先したい。

また、妻と平日にゆっくりと話をする時間もないので、子どもを寝かしつけた後、妻の話を聞くことで夫婦間の関係をよくし、すれ違いをなくすようにしたいと思っています。

このように、理想の生活習慣を描くことで、自分が何を求めているのかが明確になります。

多くの場合は、この理想が不明確なために、うまく生活習慣を変えられないというのが実態です。

理想が明確になれば、少しずつそこに合わせていけばいいのです。

まずは夢いっぱいの理想の生活習慣を描いてみましょう。

ステップ❷ 現状の生活習慣を把握する

次に行うのは、現状の生活習慣を描くことです。もちろん日によって異なりますが、ここではシンプルに考えるために、平均的な平日の生活リズムを描くことにしましょう。

目的は理想との比較にあるので、あまり細かい部分はこだわらないようにします。

□現状、何時に寝て、何時に起きているでしょうか？

□仕事を始める時間、終える時間は何時でしょうか？

□朝起きてやっていること、夜帰ってやっていることは何ですか?

このような問いを基に描いてください。

ステップ❸ ギャップを明確にする

理想と現状が明確になったところで、比較をしたいと思います。

ここで色分けをして、何が理想との大きなズレのポイントなのか、センターピンとボトルネックを改めて明確にしていきます。

センターピンとは、好循環を生み出すための守るべき行動やルール、ボトルネックとは、悪循環に引き戻す要因です。

理想と現実のスケジュールを比較することで、真のポイントが見えてきます。

3人のケースで見ていきましょう。

Aさんのケース

Aさんのギャップは、明らかに働く時間です。現状、会社に14時間半いるのを11時間半に縮める。

つまり、3時間をどのように短くするかがテーマです。

単純に「がんばる！」ではダメです。現状の仕事を明らかにして、何が生産性を悪くしているのかを知り、それに応じて対策を講じていく必要があります。

そのためには、仕事の高密度化が必要です。これは第5章の「高密度仕事術」で詳しく扱っていきます。よって、Aさんのセンターピンは「帰宅時間を守ること」です。19時半で仕事を終えるためにどうするかを、徹底して工夫することが理想のスケジュールに移行するための鍵です。

それを実現するために対処すべきボトルネックは、「緊急対応の仕事」「無計画に仕事をすること」「部下からの長い相談」です。

対策としては、「依頼されるがままにすぐ手をつけず、待てる納期を確認する」「計画を朝一番で立てる」「部下の相談が短くなるよう工夫する」ことを考えています。

〈A さんのケース〉

<table>
<tr><th colspan="2">理想</th><th colspan="2">現実</th></tr>
<tr><th>時間</th><th>スケジュール</th><th>時間</th><th>スケジュール</th></tr>
<tr><td>5：00</td><td rowspan="2">就寝</td><td>5：00</td><td rowspan="5">就寝</td></tr>
<tr><td>5：30</td><td>5：30</td></tr>
<tr><td>6：00</td><td rowspan="2">朝食・身支度</td><td>6：00</td></tr>
<tr><td>6：30</td><td>6：30</td></tr>
<tr><td>7：00</td><td rowspan="2">移動</td><td>7：00</td></tr>
<tr><td>7：30</td><td>7：30</td><td>朝食・身支度</td></tr>
<tr><td>8：00</td><td rowspan="23">仕事</td><td>8：00</td><td rowspan="2">移動</td></tr>
<tr><td>8：30</td><td>8：30</td></tr>
<tr><td>9：00</td><td>9：00</td><td rowspan="29">仕事</td></tr>
<tr><td>9：30</td><td>9：30</td></tr>
<tr><td>10：00</td><td>10：00</td></tr>
<tr><td>10：30</td><td>10：30</td></tr>
<tr><td>11：00</td><td>11：00</td></tr>
<tr><td>11：30</td><td>11：30</td></tr>
<tr><td>12：00</td><td>12：00</td></tr>
<tr><td>12：30</td><td>12：30</td></tr>
<tr><td>13：00</td><td>13：00</td></tr>
<tr><td>13：30</td><td>13：30</td></tr>
<tr><td>14：00</td><td>14：00</td></tr>
<tr><td>14：30</td><td>14：30</td></tr>
<tr><td>15：00</td><td>15：00</td></tr>
<tr><td>15：30</td><td>15：30</td></tr>
<tr><td>16：00</td><td>16：00</td></tr>
<tr><td>16：30</td><td>16：30</td></tr>
<tr><td>17：00</td><td>17：00</td></tr>
<tr><td>17：30</td><td>17：30</td></tr>
<tr><td>18：00</td><td>18：00</td></tr>
<tr><td>18：30</td><td>18：30</td></tr>
<tr><td>19：00</td><td>19：00</td></tr>
<tr><td>19：30</td><td rowspan="2">移動</td><td>19：30</td></tr>
<tr><td>20：00</td><td>20：00</td></tr>
<tr><td>20：30</td><td rowspan="2">夕食（自炊）</td><td>20：30</td></tr>
<tr><td>21：00</td><td>21：00</td></tr>
<tr><td>21：30</td><td>入浴</td><td>21：30</td></tr>
<tr><td>22：00</td><td rowspan="2">ストレッチ・瞑想</td><td>22：00</td></tr>
<tr><td>22：30</td><td>22：30</td></tr>
<tr><td>23：00</td><td rowspan="7">就寝</td><td>23：00</td></tr>
<tr><td>23：30</td><td>23：30</td><td rowspan="2">移動</td></tr>
<tr><td>0：00</td><td>0：00</td></tr>
<tr><td>0：30</td><td>0：30</td><td>夕食</td></tr>
<tr><td>1：00</td><td>1：00</td><td>入浴</td></tr>
<tr><td>1：30</td><td>1：30</td><td>テレビ</td></tr>
<tr><td>2：00</td><td>2：00</td><td>就寝</td></tr>
</table>

B子さんのケース

B子さんの場合は、1時間の早起きをすること、夜のネット・スマホをやめることがポイントです。悪い習慣にも精神的なベネフィットがあります。1人暮らしのB子さんは、寂しさを紛《まぎ》らわせるために、ついネットサーフィンをしてしまいます。

無意味な時間を過ごしてしまったという自己嫌悪感から解放されたい。そのため、朝の野菜ソムリエの勉強と夜のジョギング、読書、夕涼みをしながら彼氏と電話をすることを理想としました。B子さんのセンターピンは、帰ってすぐ充実感のあるジョギングや読書に取りかかることです。

ボトルネックは、感情面の「寂しさ」「刺激のなさ」を紛らわせるためのネットサーフィン。悪い習慣をやめるには、その代わりとなる行動が有益でないといけません。そこで、彼氏との電話で愛情を得ることにしています。

ここで、一度に1つの習慣の法則を思い出してください。まず、ネット・スマホから離れること。これがB子さんの最初の習慣目標です。ですから、それができれば、まず寝る時間も起きる時間も無視して構いません。詳しくは、第6章で見ていきましょう。

〈B 子さんのケース〉

理想		現実	
時間	スケジュール	時間	スケジュール
5:00	就寝	5:00	就寝
5:30		5:30	
6:00	資格勉強	6:00	
6:30		6:30	
7:00	朝食・身支度	7:00	朝食・身支度
7:30		7:30	
8:00	移動	8:00	移動
8:30		8:30	
9:00	仕事	9:00	仕事
9:30		9:30	
10:00		10:00	
10:30		10:30	
11:00		11:00	
11:30		11:30	
12:00		12:00	
12:30		12:30	
13:00		13:00	
13:30		13:30	
14:00		14:00	
14:30		14:30	
15:00		15:00	
15:30		15:30	
16:00		16:00	
16:30		16:30	
17:00		17:00	
17:30		17:30	
18:00		18:00	
18:30	移動	18:30	移動
19:00		19:00	
19:30	夕食（自炊）	19:30	夕食（自炊）
20:00		20:00	
20:30	ジョギング・読書	20:30	テレビ
21:00		21:00	
21:30	入浴	21:30	
22:00	夕涼みタイム	22:00	入浴
22:30		22:30	ネット・スマホ
23:00	就寝	23:00	
23:30		23:30	
0:00		0:00	
0:30		0:30	
1:00		1:00	
1:30		1:30	
2:00		2:00	就寝

Cさんのケース

Cさんのポイントは、仕事時間を2時間半短くすること、そのために朝1時間早く出社して生産性を高めます。よって、センターピンはAさんと同様に「退社時間を守る」ことです。

ボトルネックは「出張」「接待」です。これらへの対策は例外パターンをつくることで上手に吸収しますが、仮にイレギュラーが起きても、寝る時間をあまり変えなくていいように設計しています。

それは、次のステップ4で詳しく見ていきましょう。

ステップ④ 例外パターンをつくる

さて、ここまでで理想のスケジュールと現状とのギャップが明確になり、対策が見えてきました。しかし、ボトルネックで見てきたように、生活は一定パターンで統一されているわけではありません。

たとえば、次のようなケースが考えられます。

〈C さんのケース〉

<table>
<tr><th colspan="2">理想</th><th colspan="2">現実</th></tr>
<tr><th>時間</th><th>スケジュール</th><th>時間</th><th>スケジュール</th></tr>
<tr><td>5：00</td><td rowspan="3">就寝</td><td>5：00</td><td rowspan="5">就寝</td></tr>
<tr><td>5：30</td><td>5：30</td></tr>
<tr><td>6：00</td><td>6：00</td></tr>
<tr><td>6：30</td><td>朝食・身支度</td><td>6：30</td></tr>
<tr><td>7：00</td><td rowspan="2">移動</td><td>7：00</td></tr>
<tr><td>7：30</td><td>7：30</td><td>朝食・身支度</td></tr>
<tr><td>8：00</td><td rowspan="21">仕事</td><td>8：00</td><td rowspan="2">移動</td></tr>
<tr><td>8：30</td><td>8：30</td></tr>
<tr><td>9：00</td><td>9：00</td><td rowspan="26">仕事</td></tr>
<tr><td>9：30</td><td>9：30</td></tr>
<tr><td>10：00</td><td>10：00</td></tr>
<tr><td>10：30</td><td>10：30</td></tr>
<tr><td>11：00</td><td>11：00</td></tr>
<tr><td>11：30</td><td>11：30</td></tr>
<tr><td>12：00</td><td>12：00</td></tr>
<tr><td>12：30</td><td>12：30</td></tr>
<tr><td>13：00</td><td>13：00</td></tr>
<tr><td>13：30</td><td>13：30</td></tr>
<tr><td>14：00</td><td>14：00</td></tr>
<tr><td>14：30</td><td>14：30</td></tr>
<tr><td>15：00</td><td>15：00</td></tr>
<tr><td>15：30</td><td>15：30</td></tr>
<tr><td>16：00</td><td>16：00</td></tr>
<tr><td>16：30</td><td>16：30</td></tr>
<tr><td>17：00</td><td>17：00</td></tr>
<tr><td>17：30</td><td>17：30</td></tr>
<tr><td>18：00</td><td>18：00</td></tr>
<tr><td>18：30</td><td rowspan="2">移動</td><td>18：30</td></tr>
<tr><td>19：00</td><td>19：00</td></tr>
<tr><td>19：30</td><td>夕食</td><td>19：30</td></tr>
<tr><td>20：00</td><td>入浴</td><td>20：00</td></tr>
<tr><td>20：30</td><td rowspan="7">家族との団らん
自分の時間</td><td>20：30</td></tr>
<tr><td>21：00</td><td>21：00</td></tr>
<tr><td>21：30</td><td>21：30</td></tr>
<tr><td>22：00</td><td>22：00</td><td rowspan="2">移動</td></tr>
<tr><td>22：30</td><td>22：30</td></tr>
<tr><td>23：00</td><td>23：00</td><td>夕食</td></tr>
<tr><td>23：30</td><td>23：30</td><td>入浴</td></tr>
<tr><td>0：00</td><td rowspan="5">就寝</td><td>0：00</td><td rowspan="4">テレビ</td></tr>
<tr><td>0：30</td><td>0：30</td></tr>
<tr><td>1：00</td><td>1：00</td></tr>
<tr><td>1：30</td><td>1：30</td></tr>
<tr><td>2：00</td><td>2：00</td><td>就寝</td></tr>
</table>

□土日の予定
□突発的な予定が入る
□飲み会が入る
□体調を崩す

いざ実践しようとしても、理想のスケジュール通りにはいきません。

また、理想のスケジュールを守ることが目的になってしまうと、充実感を得るという本当の目的が蔑《ないがし》ろにされます。

たとえば、子持ちのお父さんが、寝る時間を22時と決めているので、土曜日、子どもをディズニーランドに連れていってもパレードを見ずに帰ってくるというのでは本末転倒です。朝型の生活リズムに移行できている人でも、実は多くのイレギュラーがあり、柔軟に寝る時間と起きる時間は変動しているものです。

しかし、イレギュラーを受け入れすぎてしまうと、理想の生活習慣のリズムは実現しません。イレギュラーだらけの毎日では、生活習慣を変えることはできません。

また、寝る時間が守れない場合、睡眠時間を優先するのか、起きる時間を優先するのか、どちらがいいのか迷うでしょう。柔軟性をもちつつも、規律を失わないことが重要です。ここが早起きの習慣化で、一番難しい部分です。

そこで、例外パターンをあらかじめつくっておけば、柔軟性をもたせることができます。

では、まず例外パターンを設定する上での基本方針を示しておきます。

これは私が早起きのコンサルティングをしてきた経験から、最も成功率が高かったものです。迷った方は、この5つの指針で進めていくことをおすすめします。

基本指針1．例外パターンを3日以上連続で続けない
基本指針2．最初の3週間は睡眠時間の確保を優先する
基本指針3．4週間目を過ぎたら起床時間を優先的に守る
基本指針4．多少守れなくても自分を責めない
基本指針5．センターピンだけは徹底して守る

生活習慣に一度リズムができれば、多少のイレギュラーも問題なくなります。脳が「いつも通り」と認識すれば、イレギュラーが生じても理想の生活習慣に戻してくれます。

脳がいつも通りの生活習慣と認識するまで続ける！

繰り返しになりますが、これが習慣化のポイントです。ちなみに、例外は2～3つまでにしてください。それ以上増やすと、非常に複雑になり、混乱してしまいます。

では、3人の例外パターンを見ていきましょう。

Aさんのケース

〈例外1〉平日の例外事項は、つき合いの飲み会や突発的な残業です。0時以降に寝る場合は朝8時出社を9時出社に変えるということにしました。

〈例外2〉次に土日のスケジュールです。土日は多少睡眠を多めにとりたい、金曜日の夜は「多少夜更かしして友だちと飲みたい！」ということがあるでしょう。

よって、1時間遅めの起床にしています。英語の学習という自己投資の時間を朝入れて、それから外出。土曜日は多少遅めの睡眠になったとしても、日曜日は通常のリズムを取り戻すようにしないと、月曜日からのリズムに影響が出るので注意が必要です。

〈Aさんの例外ケース〉

例外1　平日		例外2　土日	
時間	スケジュール	時間	スケジュール
5：00		5：00	
5：30		5：30	就寝
6：00	就寝	6：00	
6：30		6：30	
7：00		7：00	朝食・新聞
7：30	朝食・身支度	7：30	
8：00	移動	8：00	テレビ
8：30		8：30	
9：00		9：00	
9：30		9：30	英語学習
10：00		10：00	
10：30		10：30	
11：00		11：00	
11：30		11：30	
12：00		12：00	
12：30		12：30	
13：00		13：00	
13：30		13：30	
14：00	仕事	14：00	
14：30		14：30	
15：00		15：00	
15：30		15：30	
16：00		16：00	
16：30		16：30	外出
17：00		17：00	
17：30		17：30	
18：00		18：00	
18：30		18：30	
19：00		19：00	
19：30		19：30	
20：00		20：00	
20：30		20：30	
21：00		21：00	
21：30	飲み会・突発残業	21：30	
22：00		22：00	
22：30		22：30	
23：00		23：00	入浴
23：30		23：30	ストレッチ・瞑想
0：00	入浴	0：00	
0：30	ストレッチ・瞑想	0：30	
1：00		1：00	就寝
1：30	就寝	1：30	
2：00		2：00	

B子さんのケース

〈例外1〉B子さんの平日の例外は、友だちとのディナーです。残業も想定されますが、あまり多くはありません。

週に2回ぐらいは予定を入れたいということです。この日は1時間ぐらい寝る時間は遅れますが、いつもと同じように夕涼みをして、彼氏との会話を楽しむ時間もとっています。

朝起きてからの資格勉強は、あくまでWANT行動（できればやる）です。できない日は一切気にしないようにします。ただし起きる時間は固定化して、リズムをつくっていきたいと考えています。

〈例外2〉次に土日のスケジュールですが、メインは彼氏と過ごす時間になります。当然、自分の寝る時間に完全に合わせるのは不可能です。

ゆっくり過ごしたいので、寝る時間は遅くなります。起きる時間も、土日はゆっくりめにしています。

〈B 子さんの例外ケース〉

例外１　平日		例外２　土日	
時間	スケジュール	時間	スケジュール
5：00	就寝	5：00	就寝
5：30		5：30	
6：00	資格勉強	6：00	
6：30		6：30	
7：00	朝食・身支度	7：00	朝食・リラックスタイム
7：30		7：30	
8：00	移動	8：00	
8：30		8：30	
9：00	仕事	9：00	彼氏とデート
9：30		9：30	
10：00		10：00	
10：30		10：30	
11：00		11：00	
11：30		11：30	
12：00		12：00	
12：30		12：30	
13：00		13：00	
13：30		13：30	
14：00		14：00	
14：30		14：30	
15：00		15：00	
15：30		15：30	
16：00		16：00	
16：30		16：30	
17：00		17：00	
17：30		17：30	
18：00		18：00	
18：30	友人とディナー	18：30	
19：00		19：00	
19：30		19：30	
20：00		20：00	
20：30		20：30	
21：00		21：00	
21：30		21：30	
22：00	移動	22：00	
22：30		22：30	
23：00	入浴・夕涼み	23：00	
23：30		23：30	
0：00	就寝	0：00	入浴
0：30		0：30	夕涼みタイム
1：00		1：00	就寝
1：30		1：30	
2：00		2：00	

Cさんのケース

〈例外1〉Cさんの平日の例外ルールは、接待や出張の移動時間です。仕事を終えてからの接待や出張が、イレギュラーの最大の要因です。そこで、その時間を含めてスケジュールをつくっています。

Cさんの場合、理想のスケジュールではもっと早く寝ることは可能ですが、あえて0時就寝にしました。たくさん発生する接待や出張の日と、生活リズムをあまり大きく変えないようにしたいからです。ズレが2時間以上あると、やはり一定のリズムをつくることは難しいでしょう。

〈例外2〉土日は、家族がいる関係上、遠出の旅行や子どもを遊園地に連れていくなど多少遅めの就寝と起床にしています。また平日は、自己投資の時間がなかなかとれないので、読みたい本を読む時間、つまり1人の時間もとるようにしています。ただし、これまでの2人と同様、日曜日は理想の寝る時間に戻すことがポイントです。

以上のように、ボトルネックに対する例外ルールを設定してみてください。

〈C さんの例外ケース〉

例外１　平日		例外２　土日	
時間	スケジュール	時間	スケジュール
5：00		5：00	
5：30	就寝	5：30	
6：00		6：00	就寝
6：30	朝食・身支度	6：30	
7：00	移動	7：00	
7：30		7：30	朝食・身支度
8：00		8：00	
8：30		8：30	自己投資（読書）
9：00		9：00	
9：30		9：30	
10：00		10：00	
10：30		10：30	
11：00		11：00	
11：30		11：30	
12：00		12：00	
12：30		12：30	
13：00		13：00	
13：30	仕事	13：30	
14：00		14：00	
14：30		14：30	
15：00		15：00	
15：30		15：30	
16：00		16：00	
16：30		16：30	家族との予定（夕食を含む）
17：00		17：00	
17：30		17：30	
18：00		18：00	
18：30		18：30	
19：00		19：00	
19：30		19：30	
20：00		20：00	
20：30		20：30	
21：00	接待／出張	21：00	
21：30		21：30	
22：00		22：00	
22：30		22：30	
23：00	移動	23：00	
23：30		23：30	
0：00	夕食	0：00	入浴
0：30	入浴	0：30	リラックス
1：00	リラックス	1：00	
1：30	就寝	1：30	就寝
2：00		2：00	

ステップ⑤ ベビーステップで始める

理想と現実のギャップを埋めるためには、センターピンを守り、寝る時間を早めることがスタートラインです。しかし、それも徐々に移行していかないと、成功率が下がります。

たとえば、Aさんが起床時間を守れなかったとしても、現状2時就寝だったのを1時就寝に早めることができれば、睡眠時間が1時間増えるのです。

これだけでも、大きな結果だと思いませんか？

もちろん、その場合、早起きという観点からすれば、早く起きられてはいません。しかし、それは結果に向かうためのステップであり、確実に前進しているのです。

最初は、変化への抵抗力が大きいものです。

徐々に小さな1歩からスタートしていくと、きちんと好循環が生まれ、いずれ早く起きられるようになります。

その小さな1歩を「ベビーステップ」と呼んでいます。
結果を急がず、原因から集中して解消していくことが大切です。
毎日守れないからといって、決して落ち込まないでください。

焦らず、寝る時間は約30分ずつ移行していくのがおすすめです。
1週間で30分ずつ、4週間かけて2時間早く寝るようになっていけばいいのです。

最初の3週間は、とても抵抗力が大きい時期なので、今週はここまででOKというベビーステップを決めてみてください。

たとえば、

Aさんなら、「帰る時間が30分早くなるだけ」でOK
Bさんなら、「帰ってすぐにテレビをつけない」でOK
Cさんなら、「家族団らんの時間が30分でもとれれば」OK

といった具合です。

小さく好転していく自分に、どれだけ承認を与えられるかが、理想の生活習慣を手に入れるための大切なポイントです。

ベビーステップで始めていきましょう。

早起きはどれぐらいで習慣化するのか？

私は、早起きのリズムをつくるために必要な期間は、3カ月と提唱しています。

先ほどの通り、寝る時間、起きる時間は、いきなり2時間前倒そうとしても簡単に実現しません。体内時計にセットされていた寝る時間と起きる時間を維持しようとしているからです。

だからこそ、30分ずつ寝る時間と起きる時間をずらしていくのが効果的です。

3カ月のプロセスは、4つのフェーズに分けられます。

反発期（やめたくなる）　第1週〜第3週
不安定期（振り回される）　第4週〜第7週
安定期（快適になる）　第8週〜第10週
倦怠期（飽きてくる）　第11週〜第13週

では、4つのフェーズを具体的に見ていきましょう。

反発期（やめたくなる）　第1週〜第3週

寝る時間が早くなればOK！

まず、反発期は寝る時間を1週30分ずつ早めていくだけでOKとし、起きる時間が変わらなくても気にしないことです。

いずれ睡眠時間が足りていれば起きられるようになります。

この段階で、早く起きるという結果を求めすぎないことです。

1週30分ずつ早く寝て、反発期の終わりに1時間半早く寝られていればとても理想的です。
しかし、飲み会があったり、寝られない日があったりと変動もあります。そんな日でもベビーステップで、以前より10分でも早く寝られた日があればＯＫを出すことです。

繰り返しになりますが、自己肯定を積み重ねるか、自己否定を繰り返すのかで習慣化のモチベーションは変わります。小さな変化に自己肯定ができれば、行動している自分と共に歩んでいけます。

しかし、「今日もできなかった」と厳しすぎる判定を下すと、人は習慣化の行動そのものをやめたくなります。この反発期は、最も現状維持の引力が激しく強い時期なので、小さく進んでいくことが重要です。

さらに、この時期にやっていただきたいことは、日々の記録です。
できるだけシンプルに記録していただきたいので、無料ダウンロードできる「理想のスケジュール」の隣には、実践記録を記入する枠を設けています。

なぜ記録をとるのかというと、自分の生活リズムが何に邪魔されやすいのかを把握するためと、徐々に進歩している自分の行動を自覚するためです。

感覚値だとどうしても「サボっている日が多い」となりがちですが、記録シートを見れば「この時期は20分早く寝られていたからいい調子！」と自分に承認を出せるポイントがわかります。

3カ月かけて生活習慣を変えていくのは長い道のりです。記録をつけることを基本軸に、この時期はベビーステップで寝る時間を早めること、この1点に集中してみてください。

また、理想のスケジュールは実記録を基に、どんどん最適化して書き直してください。

最後に、反発期に、寝る時間が遅くなるときは、起きる時間もずらしてください。

睡眠負債を溜めないようにしつつ、寝る時間を少しずつ早めていくことに集中しましょう。

不安定期（振り回される）第4週〜第7週

本格的に起きる時間にこだわる！

この時期は寝る時間を理想に合わせつつ、起きる時間も守っていきます。そして、徐々に理想のスケジュールに移行していきます。

もし反発期に、徐々に30分ずつずらしていくことができていれば、この時期に理想の就寝時間が実現している方もいるでしょう。

不安定期は起きる時間を重視します。原則、寝る時間が遅くなったときも、起きる時間を守ります。当然、睡眠負債は溜まるわけですが、その分は、翌日早めに寝て返済するということを基本にします。

寝る時間と起きる時間を決めても、飲み会、残業、土日の予定などの突発的な予定に振り回され、悩むことになるでしょう。

このとき、理想のスケジュールで決めた例外ルールを発動してください。

しかし、先述の通り、この例外ルールはあくまで3日以上は続けないことが前提です。3日以上続けるとリズムがどんどん崩れていきます。

飲み会には、流されるがまま、誘われるがまま参加せず、断るべきときははっきり断ることも重要です。

また仕事についても、残務があっても早く帰って、翌朝早起きしてその残務を片づけるという習慣に移行してもらいたいと思います。

このように、イレギュラーへの対応を柔軟にすることで、振り回される現象を乗り切ってください。ここでは、寝る時間、起きる時間の成功率は60％くらいであればとてもいいペースです。

安定期（快適になる）第8週〜第10週

理想に限りなく近づく！

さて、不安定期を乗り越えたら、生活習慣が随分と安定してきます。しかし、まだ習慣化できたわけではありません。

安定期は、成功率を80％以上にもっていくことがテーマです。

そのためには生活習慣の記録を見て、何をすれば80％以上の確率で起きられるようになるのかを分析します。いいパターンと悪いパターンの日を比べてみてください。そして、挫折に導く要因をなるべく減らす、回避する方法を改めて考えてみましょう。

倦怠期（飽きてくる）第11週～第13週

生活イベントに変化をもたせる！

最後は、飽きてくる時期を乗り越える対策です。

早寝早起きに飽きてくることはありませんが、理想のスケジュールに沿って過ごしていると、同じパターンの生活に飽きてきます。

倦怠期は、週の中で過ごし方に変化をつけてください。

ここで大切なことは、寝る時間と起きる時間は固定したままにすることです。たとえば、リラックスタイムにヨガをやっていた人はジョギングしたり、本を読む時間にしていた人はセミナーに参加したりなどです。

また、水曜日はセミナーデーとか、木曜日は飲み会デーなど、1週間のリズムに変化をつけるのもおすすめです。

ここまでくれば、かなり生活リズムが安定してくるので、変化をつけることでマンネリ化を避けることができます。

これで生活習慣が理想的になっていくでしょう。

最後のページに、整理のためにここまでの早起きの技術を図解でご紹介します。振り返りに読んでみてください。

早起きの技術

フェーズ	反発期 1－3週	不安定期 4－7週	安定期 8－10週	不安定期 11－13週
症状	やめたくなる	振り回される	快適になる	飽きてくる
方針	寝る時間が早くなればOK！	本格的に起きる時間にこだわる！	理想に限りなく近づく！	生活イベントに変化をもたせる！
対策	1. 寝る時間を少しずつ早める 2. 睡眠記録をとる	1. 起床・就寝時間を固定する 2. 例外ルールを発動する	1. 記録を分析する 2. 成功率80％にするための対策を考える	1. 予定で毎日に変化をつける 2. 1週間の中で変化をつける
理想のスケジュールをつくる				

〈早く起きるための基本5原則〉

原則1

起きる時間ではなく寝る時間に集中する

原則2

睡眠負債が発生しないよう充分な睡眠時間をとる

原則3

一度に1つの習慣を貫く

原則4

センターピンに狙いを定める

原則5

ボトルネックを想定する

第5章

短時間で仕事を終わらせる高密度仕事術

仕事を高密度化する必要性とメリット

多くの方が、理想と現実のスケジュールを比較して、理想に近づけるために、働く時間を短くすることが必要になってきます。

これは合理的な判断です。なぜなら、仕事は単位時間あたりの生産性を向上させることで、短時間で済ませることができるからです。

1日の時間は、24時間と決まっています。必要な睡眠時間も変わりません。

毎日を充実させつつ未来への投資時間を確保するには、働く時間の生産性をよくして短時間に凝縮する必要があります。

一般的には「時短」といわれますが、私には多少違和感があります。なぜなら、単に時間を短くすればいいというものではないからです。

会社も社員も、成果を高めつつ時間を短くすることを同時に行いたいはずです。

私は、これを「時短」ではなく「高密度化」と提唱しています。高密度化とは、単位時間あたりの生産性を、極限まで高める仕事のやり方です。

高密度で仕事を行うためには、高い集中力、精密な優先順位づけ、最善主義思考をベースにして、「捨てる」「効率化する」「人に任せる」などの仕組みも必要になってきます。

高密度仕事術の目的は、自分で決めた時間の枠で最大の成果を出すことであり、その密度を高める活動には終わりがありません。

いってみれば、トヨタ式のカイゼンに近いイメージで、どんどん最適化を繰り返し、高密度の仕事を行う習慣をつくることを目指します。

では、これから高密度仕事術を行う方法をご紹介します。

高密度仕事術を実現させる3つの原則

高密度で仕事をするためには、単位時間あたりの集中力を高めることが重要です。メリハリのある仕事ができる人は、集中すべきときは徹底的に集中し、やめるときはきっぱりと切り上げます。ダラダラ型は、低集中の仕事になり、結果長時間労働になります。その結果、寝不足になり、翌日も低集中になるという悪循環です。

高密度仕事術は、短時間・高集中のワークスタイルです。拙著『力の抜きどころ』（ディスカヴァー・トゥエンティワン）に記載したラグビーの平《ひら》尾《お》誠《せい》二《じ》監督の例が「高密度化」を物語るいい例なので、抜粋します。

「日本のチームは練習のしすぎだ。練習時間を週に三回、二時間にする」
これは、神戸製鋼で7連覇を達成した伝説の元ラガーマン、平尾誠二さんが日本代表

監督になった時の最初の方針です。その理由を次のように語っていました。

海外の強豪チームの練習時間は日本より圧倒的に短い。日本だと五、六時間練習するところを海外だと二時間です。

しかし、練習の密度が全く違います。日本は六時間で力のすべてを使い切るように練習するので、ある意味時間あたりに発揮する集中力が低いのです。

逆に、海外の強豪チームは練習時間が二時間なので、最初から猛烈な動きで練習します。

ラグビーの試合は、四十分ハーフの合計八十分です。海外の練習が合理的なのは、試合時間とほぼ同じで、その時間内で高い集中力を発揮するところにあります。

本番と同じ緊張感でエネルギーを出し切る練習をしているのです。平尾監督は、日本人の選手を見ていて、いざという時、集中力を最高潮に持っていく力が弱いと考え、練習時間を短くして、その分密度を高める改革をしたのです。

平尾改革のポイントは、単位時間あたりの集中力をいかに高めるかです。

試合時の集中力を最高潮に持ってくるというやり方は、そのまま私たちの仕事にも転用できるのではないでしょうか？

そこで、高密度仕事術で大切な3つの原則をご紹介します。

原則❶ 帰る時間を徹底して死守する

第一の原則は、帰る時間を死守することです。

退社時間は、激しい緊張感をもって根性で守るのがポイントです。このコミットメントが弱いと、結局ダラダラと残業して、低い生産性からなかなか脱出できません。時間を制限するからこそ高密度化が実現するのです。

これは、荷物を減らすのと同じです。荷物を減らせないのは、かばんが大きいからです。その場合、どんなに取捨選択をしましょうといっても、「万が一使うときがあるかも」「これは必要かもしれない」と結局あれもこれも詰め込んでしまいます。

問題は、取捨選択の基準をいくら強調しても、感情面で「不安」がある限り簡単に手放せないことです。そこで最も即効性があるのが、かばんを小さくすることです。入れられる荷物の量に制限があれば、減らさざるを得ません。この強制力が働くと、不思議と取捨選択の基準が本人の中で明確になります。手放す勇気が出るのです。制限を設けることで、不安感に負けて取捨選択をやめるという容易な手段に流れなくなります。

時間の効率化でも、まったく同じことがいえます。働く時間が同じだと、「今やっておきたい」「どうしても人に任せられない」「早く帰るのは難しい」という不安を手放せず、結局密度は変わりません。なぜなら「かばんの容量」が大きいから。仕事の場合は「働く時間」が容量に当たります。ですから働く時間に制限をかけて、それを絶対ルールにすること。ここから働く時間の高密度化が始まります。

この緊張感やコミットメントが弱い中でテクニックを駆使《くし》しても、あまり改善は見込めないというのが、今までコンサルティングをしてきて得ている実感です。

最初の1週間は、仕事が終わらないまま帰らなければならない日が続きます。仕事のやり方が改善されていないからです。でも、それでいいのです。

今まで通りでは終わらないという危機感から、高密度化の工夫が始まるのです。仕事のスタイルを変えるのであれば、過渡期の苦しみを覚悟しておく必要があります。未完了感、切迫感、不安、自己嫌悪感と共に過ごす時期も必要なのです。

どうしても時間が足りない場合は、翌朝早く出社して取り戻す「朝残業」で乗り切ってください。

原則❷ 超集中できるエネルギーを充電する

高密度仕事術では、単位時間あたりの集中力を高めて生産性を上げます。そのためには、充分なエネルギーが必要です。精神的・身体的エネルギーに満ちていると、驚くほど集中できます。

一方、低集中・低密度の仕事術に慣れている人は、疲れていてエネルギーも低いものです。

そこで、エネルギーを高めるには、充分な休息と栄養をとることです。

まず充分な睡眠です。繰り返しになりますが、睡眠負債が溜まった状態で仕事をするのは、酩酊状態で仕事をするのと同じです。

充分な睡眠がとれた状態で仕事をすると、圧倒的に集中力が違います。しかし、その集中力も持続性の問題があります。ですから、適度に90分に1回は休憩を挟むことが大切です。

そして、何よりも長時間労働を避けることです。長時間やるより、単位時間あたりの生産性が高いことに達成感を覚え、価値を感じる自分をつくりましょう。

ダラダラ仕事する時間が10分でもあれば、罪悪感をもつ。仕事が効率的に進んだら多少、未完了の仕事があってもＯＫとすることです。

さらに、家に帰って好きなことをやって、精神的に満足度を高めるようにしてください。そうすると、次の日のエネルギーはとても高く、集中ができます。

帰る時間を守り、充分なエネルギーが充電できると、高密度化の環境がどんどん整っていきます。

原則❸ 完璧主義をやめ最善主義で考える

最後の原則は、完璧主義ではなく、最善主義で考えることです。

完璧主義の人は、仕事を過剰品質で行ったり、相手が求めていないことに時間を使っていたりします。また、人に任せられない、自分でやらないと失敗するのではないかという不安が大きい結果、仕事を手放すことができません。

完璧主義の人の仕事は、往々にして自分の理想の追求で、相手にとってはそこまで必要なかったりすることが多いのです。

たとえば、会議の資料の体裁に時間をかけたり、メールの返信一つひとつを丁寧に書きすぎて余計な時間がかかったり、電話で済ませれば5分で終わるところを報告書にまとめて30分かけたりするのは、過剰品質の仕事になります。

この完璧主義の対極にあるのが最善主義です。

私は、最善主義とは「限られた時間で可能な限り最善の結果を出す思考」と定義しています。この最善主義の思考がなければ、帰る時間に制限を設けても改善に限界がやってきます。

完璧は幻想であり、力の入れどころと抜きどころを明確にできる人が、仕事で高い成果を出す人です。最善主義を行うためには、投入時間、納期、品質を考えて、限られた時間で何をどのような優先順位で、どれだけの時間をかけてやっていくのかを考え続ける必要があります。


そのためには、目的と相手の満足ラインをしっかり掴《つか》む力をつけていかなければなりません。そこがずれてしまうと、仕事の成果として認めてもらえないからです。

この最善主義思考を駆使するためには、そのタスクを完璧にこなしていくと時間が足りなくなるという状況に、自分を追い込むことです。つまり、原則1の「帰る時間は絶対に何があっても死守する」とセットで考えなければなりません。

そうなれば、どこに力を入れるべきか、妥協《だきょう》して切り捨てるべきか、他人に任せるべきか、というところが見えてきます。

最善主義思考を身につけるための詳しい方法は、先述の拙著『力の抜きどころ』に譲りたいと思います。

高密度仕事術を習慣化するために

高密度仕事術の3つの原則をご紹介してきました。この3つの原則を守らないと、高密度仕事術は機能しません。

さらに、仕事の成果を限られた時間で最大化するには、高密度化するテクニックが必要です。

本書をお読みの方には、様々な働き方・立場の方がいらっしゃるかと思います。職種でいえば、営業、事務、システムエンジニア、店舗販売、人事、経理など。役職でいえば、現場の方から課長、部長、取締役、会社を経営している方まで様々でしょう。しかし、私が個人コンサルティングをするとき、仕事を高密度化するための視点は共通しています。

まず、きちんと自分の仕事における低密度の原因を生んでいるパターンを知ることが大切です。そのために、重要なことが「時間簿」をつけることです。

時間簿をつけなければ大きな改善はできない

時間簿とは、作業単位の記録をとって、時間の使い方の現状を知るためのツールです。そういうと、「面倒くさい」と敬遠されがちです。ただし、これこそが王道で、一番手っ取り早いのです。

お金の話に置き換えてください。

「お金が貯まらない、無駄づかいをやめたい」という相談を受けたら、家計再生のコンサルタントは何をするでしょうか？

当然、家計簿をつけてもらいます。私が対談をした家計再生コンサルタントの横山光《よこやまみつ》昭《あき》氏も、年中家計簿を見てアドバイスをしています。

なぜなら、お金が貯まらないのは、食費が派手なのかもしれないし、高いブランド物のバッグや洋服を買いすぎてお金がないのかもしれない。あるいは、光熱費が異常にかかっているのかもしれないし、逆に支出に対して収入が少なすぎるのかもしれません。

必ず診断があってから解決策を出すのが順番です。数打てば当たる方式で節約本を読んで対策を講じようとしても、効果は限定的になります。

これは時間でもまったく同じです。

非効率的な時間や無駄な時間が多いのは、休憩時間をとりすぎているのが原因なのかもしれないし、不必要な作業をしているのが原因なのかもしれない。

1つの作業に時間をかけすぎているのかもしれないし、突発事項に振り回されて非効率になっているのかもしれない。

原因は様々です。だからこそ、時間簿をつけることからスタートします。

経営学者で有名なドラッカーは著書『経営者の条件』（ダイヤモンド社）の中で、時間について次のように語っています。

「**時間に関して重要なことは、記録することである。**（中略）時間の使い方は、練習によって改善できる。

しかし、時間の管理に絶えず努力しない限り、仕事に流されることになる。したがって、時間の記録の次にくる一歩は、時間の体系的な管理である。時間を浪費する非生産的な活動を見つけ、できるだけ排除していくことである」

つまり、時間の記録をリアルタイムでとり、そして改善する。これが普遍的な手法です。これを習慣にして改善し続けることが、高密度化を進める鍵となります。

忙しい完璧主義者が3時間以上もダラダラしていた？

実際に、私がコンサルティングをしたケースをお話しします。

「私は完璧主義で仕事の段取りが悪く、働く時間が長い」という相談で来られた方がいます。

そこで私は、完璧主義を改善するコンサルティングではなく、まずは時間簿をつけることから始めてもらいました。

「面倒だ」と思われがちですが、すべてのクライアントさんは手間をかけずに習慣化できています。意外とつけ始めるとやみつきになるものです。

さて、時間簿をつけた結果、何がわかったでしょうか？

多残業の原因は、完璧主義ではなかったのです。

もちろん非効率性の要因ではあったものの、もっと別の問題がありました。休憩・ダラダラしている時間が、なんと毎日3時間以上もあったのです。これは時間簿をつけたからこそ、わかったことです。

そこで、短時間で効果的な休憩をとる方法をアドバイスしたところ、昼食を除く総休憩時間を1時間半に短縮することができました。

それ以外にも、不要な資料の作成に30分とられていたり、一番大変な仕事を夜にやっていたりして、生産性が悪いことも明確になりました。

1つずつ対策を打った結果、毎日の残業を3時間以上削減できたのです。

こういう例は枚挙《まいきょ》にいとまがありません。ほとんどの人が、自分で認識している時間の非効率さの原因と実態には違いがあるのです。

「計測しなければ、管理できない」と言ったのもドラッカーです。

高密度化を習慣にする5つの対策

時間簿をつけて1週間もすると、時間活用の実態が見えてきます。

ただし、その後も時間簿は習慣としてつけ続けてみてください。なぜかというと、自分が講じた対策がどれだけの時間短縮につながったかを計測することで、さらなる高密度化への課題を見つけるためです。

たとえば、ある時期にかけて残業が増えたとしても、単純に急激に業務量が増えただけであれば、それは時間効率が下がったわけではありません。

しかし、時間簿をつけていないと、結果だけを見て、非効率的な仕事ぶりに戻ったとか、早く帰れるようになったから効率が上がったなどと勘違いしがちです。

大切なことは、単位時間あたりの生産性です。だからこそ、常に計測し続けることが必要です。

それに伴って、高密度化がどんどん進んでいきます。

時間簿をつけたら、非効率的となっている原因を探り、その対策を考えるのが次のステップです。あなたの時間簿を見て、最も問題と思われる内容を探ってみてください。具体的には、次の5つの観点からチェックしてみましょう。これが、非効率性を招く代表的な5つの原因です。

□多くのタスクに同時に手をつけて、どれも中途半端で終わっている
□いつも残業時に、最も重要で気が重たい仕事が残っている
□先延ばしをして、納期がいつもギリギリになってしまう
□上司や他部署、お客様からの突発的な依頼が入って振り回される
□休憩が多かったり、必ずしも必要のない仕事をしている

実践のポイントは、1週間ごとに1つの対策を行っていくことです。いくつも同時にやろうとすると、難易度が高くなります。1つずつ1週間集中して行うことで、改善を

確実なものにできます。
それでは、対策を1つずつ見ていきましょう。

対策❶ シングルモードで徹底的に集中する

まず、低密度な仕事の原因の1つ目は、マルチタスク、マルチモードで仕事をしていることです。

マルチタスクとは、同時にいくつもの仕事に手をつけることです。このとき、仕事に同時に手をつけているだけではなく、資料作成、電話、メール送受信と、まったく異なるモードの仕事をバラバラにやっていると、マルチタスクだけではなくマルチモードとなり、一番非効率的な仕事の進め方になります。

仕事には、モードがあります。たとえば、資料作成、打ち合わせ、メールの返信、アイデア発想、細かい数字のチェック、電話、雑用は、それぞれモードが違います。

マルチモードとは、脳の働く部分や気分の違う仕事を、何度もギアチェンジしてこなすワークスタイルです。マルチタスク、マルチモードがよくないのは、ギアチェンジのたびに時間が無駄にかかり、精神的なエネルギーを消耗《しょうもう》するからです。

仕事は、必ず立ち上げに時間がかかるものです。1つの仕事に高い集中力が発揮されるまでには、起動時間がかかるのです。

モードを何度も細かく変えることで、どんどん起動時間が増えます。起動中は生産性が低いので、何度も切り替えることで全体として非効率になります。

また、精神的なエネルギーという面でも集中力を奪っていきます。人が集中するために使う1日のエネルギーには限りがあるのです。モードのギアチェンジをするごとにエネルギーが使われるので、本来集中したいタスクにエネルギー配分ができなくなります。

だからこそ、理想はシングルタスク、シングルモード。

なるべく1つのタスクに集中すること。さらに、なるべくタスクをこなすとき、同じものに固めて同じモードで行うことです。

たとえば、私は執筆モードのときに、本や連載の執筆を続けて行います。午後に人と会う予定があるときは、打ち合わせや取材など、一気に連続してアポをとっておきます。外交モードに入っているときに面会をするのはいいのですが、午前と午後にバラバラに入っていると、落ち着いて集中できません。

個人コンサルティングをするときも、時間の枠を決めていて、コンサルティングモードのときには、一気に連続5人の方にコンサルティングを行います。

そうすると、モードの立ち上げは1回で済みます。クライアントさんにとっても、私のモードがピークに達しているときにコンサルティングを受けることで、最善のアドバイスが得られるのです。

GMOインターネットの熊谷正寿《くまがいまさとし》社長も、まったく同じことをおっしゃっていました。幻冬舎の見城徹《けんじょうとおる》社長との公開対談で、時間活用で工夫していることを延々と語っていましたが、集約すると「ポイント集中」という言葉で語っていました。

彼の会社には80社以上のグループ会社があり、週の会議だけでもおそろしい数になります。熊谷氏は、会議は短時間にして、さらに徹底して月曜日に固めるそうです。そしてその間は、大切な人から電話があっても絶対にとらない。徹底的に集中し、昼食をとりながらも会議をするのです。

メールも決めた時間だけで処理します。大量のメールがくるので、チェック&返信モードに入っていないと、とてもこなせないのでしょう。

ただ、ビジネスパーソンは、すべての予定をコントロールできるわけではありません。ある程度マルチタスクにならざるを得ないこともあります。

しかし、自分で最善の努力をし、ギアチェンジを少なくしてシングルモードでタスクを処理することができれば、必ず高密度化してきます。

あなたの時間簿を見て、何度モードが変わっているかを確認し、モードを固めるために何ができるかを考えてみましょう。

対策② 最重要の仕事を朝一番に片づける

仕事を切り上げて早く帰れない原因の1つに、「今日やるべき重要な仕事が終わっていない」ということがあげられます。

たしかに、今日やるべき重要な仕事が終わっていないと、帰ることはできないでしょう。さらに都合が悪いことに、やるべき重要な仕事は、気が重くてエネルギーを使う仕事だったりするものです。

残業時間にもなれば、日中の仕事で疲れ果てていて、精神的なエネルギーが枯渇しています。そんなときに一番重たい仕事が残っていると、朝やれば1時間で片づく仕事が3時間以上かかったりするものです。

論理力や創造力、構成力といった思考エネルギーのいる仕事は、朝一番に済ませることを強くおすすめします。

理由は2つあります。

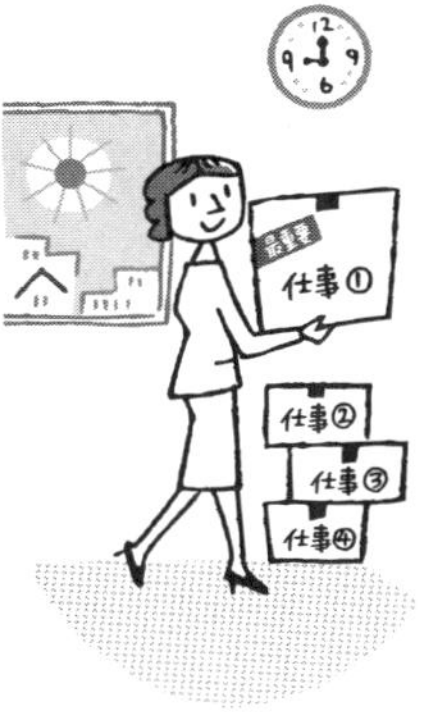

1つ目は、朝は一番エネルギーがあり、最も重要なことを短時間で処理する絶好の機会だからです。ここで、雑用や急ぎでもないメールにエネルギーを消費するのは、とてももったいないのです。

朝一番こそ、その日に絶対にやらなければならない重要な仕事を処理できる黄金時間なのです。

2つ目は、1日のスケジュールの主導権が握れるからです。

私のクライアントでも、朝一番のメールチェックをやめて、重要なプログラミングを1つ終わらせる、提案書作成を終わらせる、事業計画の進捗《しんちょく》と行動を整理することなどに着手することで、その日全体のほかのスケジュールもコントロールできるようになっていきます。

まずは一番重い仕事を処理することで勢いがつき、退社時間に後は雑用だけという状態になれば、雑用は後回しにして帰る時間を守ることができます。

とにかく、今日やるべき一番重要な仕事は何かを見定めて、朝一番で脇目も振らずその仕事に没頭するようにしてください。

おすすめは、一番重要な仕事は何かを朝から考えるのではなく、前日の夜の帰るときには考えて机の上に出しておき、すぐに取り組めるようセットアップをしておくことです。朝から資料を探したりプリントアウトしたりしている間に、メールを見てほかのことに気が散らないようにするためです。

対策❸ 先延ばしをなくす

最重要の気が重たい仕事を朝一番で処理するというのは、まるで夏休みの宿題を最初の1週間で済ませようというぐらい、ハードルが高いことだという人は多いでしょう。

苦手な仕事、面倒な仕事は先延ばししたいものです。

しかし、先延ばしによってギリギリになってしまい、いつもの納期プレッシャーに追われて、いくらやっても仕事が終わらないというケースは、誰にでも思い当たるところがあると思います。

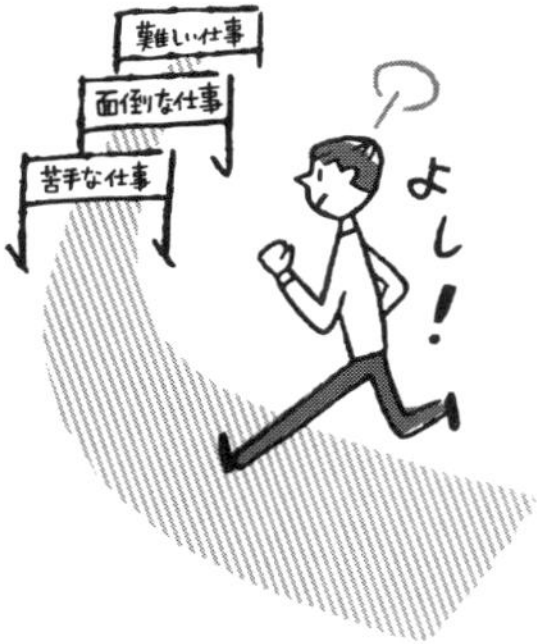

また、雑用でも先延ばしして納期が迫っていれば、朝一番の黄金時間に手をつけざるを得ず、時間配分が悪くなります。

先延ばしのケースは様々ですが、シンプルに2つの方法で問題の8割は解決します。

結局、心理的負荷が問題になってくるわけですが、ストレスを小さくして着手することがポイントです。

□面倒くさい
□失敗がこわい
□気が重い
□嫌われるかも
□やったことがないから不安

など、様々な心のブレーキがあります。

では、対策をご紹介しましょう。

1つ目は、「チャンクダウン」です。

チャンクダウン（Chunk Down）とは、物事の手順を具体化、明確化するということです。チャンクとは「塊」。ダウンは「小さくする」という意味です。

たとえば、プレゼンが不安だとします。その場合、具体的に構成づくりか、資料づくりか、話すことか、どれが不安なのかを考えます。

たとえば、話すことだとすると、それの何を恐れているのでしょうか?

発表中に頭が真っ白になることが不安ならば、原稿をきっちりつくるという対策が、質疑応答で答えられなくなることを恐れているのであれば、応答問答集をつくるという対策が考えられます。

チャンクダウンにより、行動の「明確化」を実現することで、対策を立てることができ、無用な不安で動けない状態から解放されるのです。

チャンクダウンのコツは、「一口サイズまで小さくする」ことです。

一見複雑に見える作業も、具体化して15分単位の小さなタスクに分けてしまえば、行動することへの心理的な負荷は下がります。おすすめの方法は、付箋に書くことです。

頭の中を整理でき、チャンクダウンの作業も楽にできます。

2つ目は、先述のベビーステップ（小さな一歩）で始めることです。

たとえば、「1時間のランニング」をしようとして、簡単に行動に移せないとします。そこで、「15分のウォーキング」でいいということにすると、心のハードルは下がるでしょう。

人は、一度動き始めると、モチベーションが発動するものです。

やる気が湧くのを待ってから行動するのではなく、まずは着手する。それからやる気が湧くのです。

このように、ハードルを下げて、まずは小さな一歩で踏み出すことがベビーステップです。

①時間を短くする

（例）重要な資料を、15分だけタイマーをつけて作成してみる

②難易度を下げる

（例）まずは過去の資料で、参考になるものを探してみる

この「チャンクダウン」と「ベビーステップ」で、先延ばしを処理してみてください。

対策④ 突発的な仕事をコントロールする

仕事は1人でやっているわけではありません。上司やお客様、先輩や他部署と共に動いているので、急な仕事の依頼は必ず発生します。

その頻度は、職種によって異なります。

たとえば、突発的な仕事が最も多いのは、コールセンターや修理サポート窓口、個人向けの販売店、営業事務などの仕事があげられるでしょう。これらの職種では、1日の計画を立てても、ほとんどお客様や社内の依頼者次第で見直しを迫られます。

また、新入社員、マネージャーも突発が多いものです。

新入社員は、上司や先輩からどんどん仕事の依頼がきます。彼らの手伝いをするわけですが、これらを処理するだけで精いっぱいになります。

マネージャーも、部下からの相談や複数のプロジェクトを管理していると、緊急対応を迫られることがあり、日中はそれらの対応に追われます。

突発的な仕事に振り回されることで生じる問題は、「集中してやるべき仕事が終わらない」ことです。突発的な仕事への対応は、大なり小なり発生するわけですが、それに振り回されるのか、コントロールして集中すべき仕事を処理できるのかで、高密度化に大きく影響してきます。


その対策としては、集中するべき仕事をチャンクダウンして、モジュール（小さい単位）にしておくことがあげられます。

一度突発的な仕事に邪魔されて、集中すべき仕事に戻れない人は、大きなモジュールで考えていて、再スタートを切るのに時間がかかります。

一方、15分単位のモジュールに作業が分かれていれば、そのモジュールが完了するまで突発的な仕事に対応せず、キリがいいところで終わらせてから対応し、また次のモジュールからスタートすることができます。


このモジュール化が、突発的な仕事への対応をこなしながらも、重要な仕事を進行させる方法の1つです。

また、突発的な依頼を、本当にすぐにやる必要があるのか考えることも重要です。

さっさと済ませたほうが楽だからと、集中力が高い朝に突発的な雑用を処理するのは、エネルギーの観点から非常にもったいないことです。

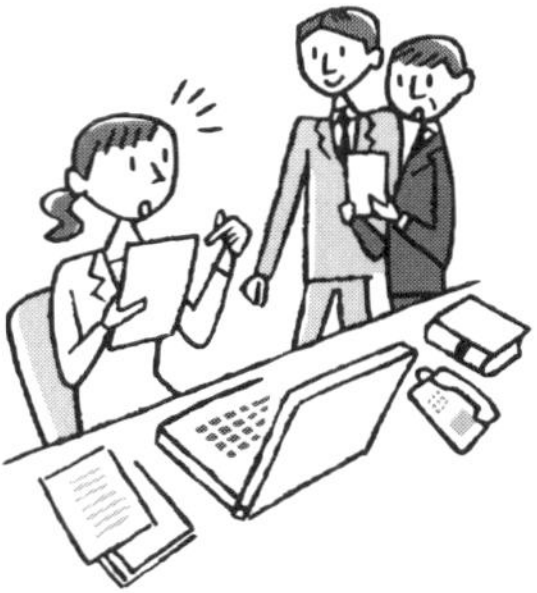

そこでもう1つの対策は、突発的な依頼は処理する時間を決めて、ある程度そこに固めることです。対応の時間を固めて、突発の仕事を処理するモードで一気に処理できれば高密度化します。

依頼主に、「午前中は時間がないが、午後一番から着手することはできる」と交渉するのです。そうすると、意外と相手は待ってくれるケースが多いもの。

あなたが決めた最も重要な仕事を終わらせることは、クレーム対応をすることと同じぐらい最優先する意識が大切です。

他人からの依頼についても同じです。いい人になって受けすぎて、自分の仕事が回らないというケースは多々あります。相手に対して、充分な質をもって対応することができないなら、きちんと断ることも大切なスキルです。

仕事内容によって、断るか否かも変わってくると思います。一筋縄ではいかない複雑なパターンもあるでしょうが、それも方針を決めておくことで、随分と振り回され感が減るはずです。時間簿からパターンが見えてくると、今後の方針が立てられます。

対策❺ 余計なことを減らす

実は、時間簿を見て一番簡単に気づくのが、この余計なこと、つまり無駄な作業です。先の例のように、時間簿をつけると意外にも、休憩時間の総計が3時間あったり、タバコ部屋にいる時間が1回30分もあったりすることに気づくものです。

また、無駄な資料作成（口頭の説明で充分だった）に45分も使っていたり、探し物に20分も使っていたりすることがわかります。ほかにも改善当初は、使途不明時間もたくさんあります。

特に休憩時間は要注意。ただボーッとしていただけ、あるいは、きちんとした休憩ではなく、気分転換にただ漠然とネットを見ていた、同僚とダラダラ話をしていたという時間は、明らかに改善対象です。

また、メールや雑用も時間泥棒の犯人です。最善主義の発想で、徹底して最適化してください。時間を決めて、まとめて処理するのが一番です。

会議への参加にしても、無駄だと思うものは明確に参加する目的を聞き、必要性がないと思えば断る勇気をもってみてください。

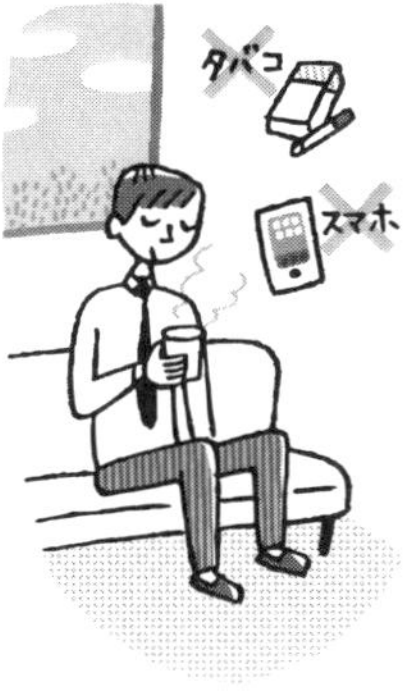

最もよい対策を見つける方法は、「もう一度その日を過ごすならば、どのようなスケジュールで仕事をするか」と振り返ることです。

計画を立てることより振り返りを重視する

仕事を高密度化するために、計画が重要なのは言うまでもありません。
朝の通勤電車や前日の夜に計画を立ててください。
しかし、私が計画より強調したいのが、振り返りです。

1日の時間簿を見て、効果的だったことは何でしょうか？
改善点は何でしょうか？
改善するために何をしますか？

このように振り返ることで、翌日の仕事をどうするか、しっかりと考えるようになります。

ただ時間簿をつけているだけでは、高密度化は実現しません。その内容を分析して、どうすれば高密度化できるかを考える機会が必要です。それを習慣化していないと結局、家計簿をつけるだけで改善しないのと同じで意味がありません。

私はクライアントに、振り返りシートを用いて、時間簿と振り返りをセットで行ってもらいます。

次ページの図表は、私のあるクライアントの実例です。

このように、毎日10分間、時間に関する振り返りを行うことで、的確な改善を積み重ねることができます。

私のコンサルティングに参加される方の生産性は、平均で30％以上アップします。

それは、私が時間簿を基に問題と対策を指摘し、クライアントが実践して振り返る習慣が身につくと、自然と現れる結果です。

私が最も重視している変化は、継続的に高密度化が加速していく仕組みを残すことです。

あなたも、時間簿をつけ、振り返り、改善するという一連の習慣を身につけることで、生産性は高まり続けます。

5月26日振り返り

Keep（よかったこと、続けること）	Try（今後の活動で試したいこと）
・今日はかなり調子の悪い日だと感じたが、あまり遅くまで残らないなど、最低限決めたスケジュール通りに動けた。 ・昨日できなかった「依頼されていないが、やったほうがいいタスク」を行うことができた。 ・睡眠用BGMを寝る前に聴いたら、寝つきがよくなった。普段より概《おおむ》ね1時間ぐらい早く寝れた。	・「手が進まなくなっても、いずれは終わらせなければならないこと」を意識し、シングルタスクでがんばって現実逃避せずに戦うようにする。 ・「時間通りに間に合わないタスクが複数あるとき、同時に満たそうとすると一兎《いっと》も得ないことになる」を意識し、1つのタスクに絞って集中的に取り組む。 ・結局、シングルタスクで行うことが最善であることを意識して、習慣化する。
Problem（困ったこと、問題点） ・あるタスクに少し詰まったときに、異常なほどほかのタスクをやりたくなる。 →ほかのタスクに移っても詰まり、負のマルチタスク・スパイラルに陥ることがある。 ・時間通りに間に合わないタスクが複数あるときもマルチタスクになりやすい。 →あるタスクをやっていると、別のタスクが気になりだし、別のタスクをやっていると、今度は最初に取りかかったタスクが気になりだす。	

徹底的に自分との約束を守ることで好転する

さて、これまで高密度仕事術の概要をお伝えしてきました。

私が高密度仕事術のコンサルティングで行っている内容の一部をご紹介してきましたが、あなたの状況に当てはめて実行すると、それだけで必ず生産性は高まります。

最後に、もう一度強調したいことがあります。

この高密度仕事術において、テクニック論よりも大切なことは、帰る時間をコミットし、働く時間そのものを短くすることです。そのとき、必ず仕事はオーバーフローします。段取りが変わらなければ当然です。ここが最も取り組みの真価を問われるときです。

簡単に妥協して残業したら、そこで高密度化は終わりです。

帰る時間を守って、限られた時間でどうすれば仕事が終わるのかを必死に考え、実践すること。この緊張感の中で、仕事の高密度化が加速していくのです。

第6章

実践編～朝型生活に変わった3人のケース

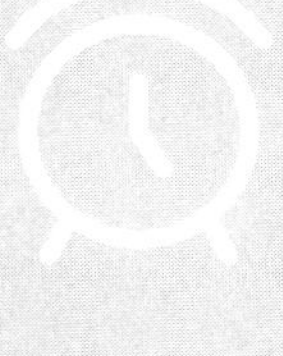

早起きできなかった3人はその後どうなったか？

本書の最後に、「はじめに」で取り上げた3人が、本書の内容を実践した結果、どうなったかをストーリーでご紹介します。

もちろん、ここで書くほど現実は簡単ではなく、複雑な葛藤《かっとう》やイレギュラーもありますが、論旨《ろんし》をわかりやすくするため、あえてシンプルに記載します。

各章ごとでお伝えした「朝型」「理想生活」「高密度化仕事術」をつなげて、あなたの生活でシミュレーションしてみてください。

それにより、あなたも成功イメージをもっていただけるでしょう。

まずはAさんのケースから見ていきます。

仕事が多すぎて深夜残業が続いているAさんのケース

Aさんはシステム会社に勤めるシステムエンジニアです。プロジェクトの締め切りには残業が続き、寝不足になります。

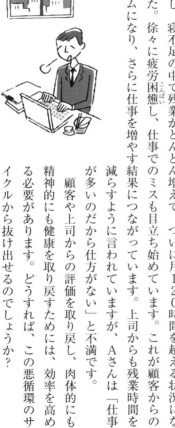

しかし、寝不足の中で残業がどんどん増えて、ついに月120時間を超える状況になりました。徐々に疲労困憊《こんぱい》し、仕事でのミスも目立ち始めています。これが顧客からのクレームになり、さらに仕事を増やす結果につながっています。上司からも残業時間を減らすように言われていますが、Aさんは「仕事が多いのだから仕方がない」と不満です。

顧客や上司からの評価を取り戻し、肉体的にも精神的にも健康を取り戻すためには、効率を高める必要があります。どうすれば、この悪循環のサイクルから抜け出せるのでしょうか？

古川のコンサルティング

まずはAさんには「時間簿をつける」ことから始めてもらいました。長時間労働と悪循環の発生源が何かを明確にしたいからです。

時間簿からわかってきたのは、いい人になって余計な仕事を受けすぎていたことでした。Aさんは、見た目にもやさしそうなタイプで、困った顔をされると断れない性格です。

これにより仕事がどんどん累積《るいせき》していき、自分の重要かつ緊急の仕事が終わっていないので帰れない。結果、残業が続き、寝不足で低密度の仕事になっていたのです。

そこで、時間簿を見ながら、受けるべき仕事とそうでない仕事を事後的に精査してもらいました。事後であれば冷静に考えることができます。

すると、4割以上は自分でなくてもいい仕事だったのです。

その仕事に使っていた時間は、週にして14時間もありました。平日換算で1日3時間弱。すべてを断ることはできなくても、一部調整することで1時間半の削減になりました。

〈Aさんのケース〉

理想		現実	
時間	スケジュール	時間	スケジュール
5：00	就寝	5：00	就寝
5：30		5：30	
6：00	朝食・身支度	6：00	
6：30		6：30	
7：00	移動	7：00	
7：30		7：30	朝食・身支度
8：00	仕事	8：00	移動
8：30		8：30	
9：00		9：00	仕事
9：30		9：30	
10：00		10：00	
10：30		10：30	
11：00		11：00	
11：30		11：30	
12：00		12：00	
12：30		12：30	
13：00		13：00	
13：30		13：30	
14：00		14：00	
14：30		14：30	
15：00		15：00	
15：30		15：30	
16：00		16：00	
16：30		16：30	
17：00		17：00	
17：30		17：30	
18：00		18：00	
18：30		18：30	
19：00		19：00	
19：30	移動	19：30	
20：00		20：00	
20：30	夕食（自炊）	20：30	
21：00		21：00	
21：30	入浴	21：30	
22：00	ストレッチ・瞑想	22：00	
22：30		22：30	
23：00	就寝	23：00	
23：30		23：30	移動
0：00		0：00	
0：30		0：30	夕食
1：00		1：00	入浴
1：30		1：30	テレビ
2：00		2：00	就寝

さらに時間簿からわかったことは、部下からの相談が長いことです。とりわけ丁寧なAさんは、部下からの相談にも過剰にコミュニケーションをとりすぎて、余計に時間を奪われていました。1人15分以上もの相談が続くので、8回で2時間になります。

そこでAさんは、「報告と相談の背景はメールで、相談のみ口頭で行うよう」というルールを、部下たちに実行してもらうようにしました。すると、1回の相談時間が5分程度で終わるようになりました。これで約1時間半の短縮です。

その他の仕事を含めて、全体で1日3時間の残業を減らし続ける習慣ができたのです。

では、Aさんの3カ月の生活習慣の変遷《へんせん》を見ていきましょう。

反発期（やめたくなる）第1週～第3週　寝る時間が早くなればOK！

まずは多残業への対策として、部下との相談時間を減らしたことで、第1週目は、1時間早く帰ることができました。

ただ、部下の手前、帰りにくいというブレーキが働いていたので、2週目からは上司としての方針を明確に伝えました。

「少しでも早く帰る努力をしよう。私も率先して早く帰るようにする」

これが、部下の手前、早く帰るための強制力になりました。起きる時間は変わりませんでしたが、1時に就寝できるようになったので、睡眠が1時間多くとれるようになりました。そのせいか、翌日も身体が軽く、仕事でも集中力が高まりました。

第2週目は、時間簿の改善の効果から、2時間早く帰ることを目標にし、24時に就寝ができました。

第3週目は、プロジェクトの納期でトラブルが相次ぎ、22時退社の日も2日続いて、就寝も1時になりました。ただし、何とか「3日連続で例外パターンを続けないルール」を守り、3日目は19時半退社を実現しました。第3週目の残業数は相当多いものになりましたが、例外ルールとして処理し、自分にOKが出せました。

まず、以前より2時間早く眠るようにし、それを記録で見るにつけ、少しずつ改善が進んでいく感覚をもっています。

反発期の3週間で、6時起床、8時出社は5回しか達成していませんが、2時間寝る時間が早まり、さらに確実に仕事の効率化が進み、変化しているのを実感しています。

不安定期（振り回される）第4週～第7週　本格的に起きる時間にこだわる！

反発期を乗り越えて、退社時間を19時半にコミットすること、そして6時に起きることに本格的に取り組みました。

週末、過去3週間の時間簿を見直しました。突発での依頼が多いことと共に、重要なタスクが夜遅くまで残っていて、それを疲れた頭で処理するため、予想以上に時間がかかっていたことがわかりました。これを改善するだけで、2時間の時間節約効果になりました。

また、余計な仕事をやめるために、資料の作成にかかる時間を半分に済むよう工夫をしました。概略を自分がつくって、詳細の作成を部下に任せるようにします。これで部下の仕事力も高まり、一石二鳥です。

さらに、メールの送受信に合計2時間半もかかっていたので、メールの時間を10時、14時、17時と決めて、それ以外は自動受信の設定を解除しました。各時間30分ずつのチェックを、シングルモードで取り組むことで、さらに1時間の削減ができました。

これらの改革により、19時半退社、23時就寝、6時起床、8時出社が、60％実現できるようになりました。

不安定期の6週目は繁忙期《はんぼうき》に入り、帰る時間が21時になることも頻発しましたが、起きる時間は6時と固定して、翌日に睡眠負債を返済するようにしました。

この時期から、目覚ましが鳴る6時前に目が覚める日が増えてきました。確実に体内時計が変わっているのを実感しています。

安定期（快適になる）第8週～第10週　理想に限りなく近づく！

不安定期の記録を見ていると、理想のスケジュールの実現率は60％でした。時間簿の分析は充分できているのですが、調子がよかった4週目に比べると、8週目は帰る時間に対するコミットメントが少し緩くなっていました。また、1日3回と決めたメールチェックを我慢し切れず、シングルモードの仕事もできていませんでした。

ここでの問題は、当初のルールを守り切る徹底さがなくなっていることでした。

そこで、この時期は理想のスケジュールを再作成し、仕事は午前中に何をするか、突発的な案件をどのように処理するかを決めて、メールチェックも完璧に3回に制限してまとめて見る、それ以外の例外は許さないと決めて、これらを徹底させました。

結果、それからは80％の確率で理想のスケジュールを実現できたのです。

その他の20％は、会社の歓送迎会があったので、例外ルールとして許可しました。Aさんにとって、ほぼ理想的な生活リズムになってきました。

倦怠期（飽きてくる）第11週～第13週　生活イベントに変化をもたせる！

倦怠期はマンネリ化の時期です。同じリズムの生活が快適でも、徐々にパターンに飽きてきます。Aさんも夜はストレス解消から、ストレッチや瞑想だけではなく、テレビのお笑い番組を見たり、ネットサーフィンをしたくなってきました。

ネットは、やり始めると際限なくハマってしまうので、1時間のバラエティ番組を見ることにしました。理想のスケジュールを変えて、食事をとりながら大好きなバラエティ番組を見て楽しみ始めました。

また、朝は外で食事をとりながら読書をするようにしました。

これで、生活に変化がもてるようなりました。

Aさんは、仕事の成果を高めつつ、19時半に退社し、帰宅してからは1日の疲れを癒す健全な生活を送れるようになったのです。

ネット・スマホで夜更かししてしまうB子さんのケース

B子さんは、広告代理店に勤める事務職の女性です。会社と自宅を往復するだけの生活でむなしさを感じています。

そこで、帰宅してからは楽しみのために、Facebookで友だちとやり取りしたり、ネットサーフィンをしたりするのですが、あっという間に2〜3時間が過ぎていきます。

結局、寝るのは夜2時過ぎになってしまい、毎日寝不足です。

充実した生活を送りたいのですが、手近なネット・スマホに依存してしまいます。どうしても、この生活パターンから抜け出すことができません。

どうすれば、毎日充実した生活を送ることができるのでしょうか？

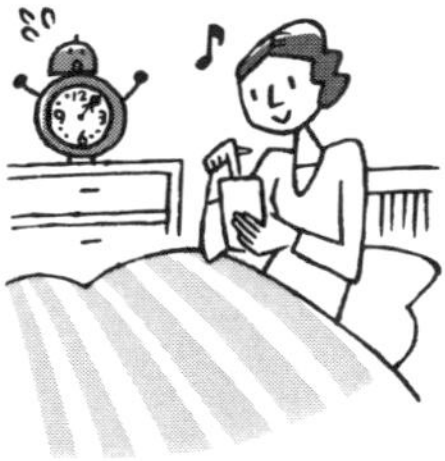

古川のコンサルティング

睡眠の観点からいうと、夜のスマホはブルーライトで目が冴えて眠りを妨げますし、悪循環にハマるので、家に帰ってからのスマホ・ネットは避けることを提案しました。拙著『新しい自分に生まれ変わる「やめる」習慣』（日本実業出版社）にも書いたので、ここでは詳しく言及しませんが、悪い習慣にも精神的なメリットがあります。寂しさを紛らわせる、つながりを感じる、刺激を受けるなどスマホが手放せない理由を突き止め、別の行動で代替することが必要になります。

まず、スマホをマナーモードにしてかばんの中に入れ、隣の部屋に置きました。B子さんにとっては、物理的に距離を置くことがとても効果的だったのです。さらにSNSは、夜はログアウトしておくことで「つい見てしまう」回数を減らすことができました。

そして、夜は深い眠りに入るためにアロマバスにゆっくり浸かり、入浴後はベランダで夕涼みすることをおすすめしました。体温を下げつつ、暗い街を見ていると、30分もすれば眠くなります。

結果、B子さんは23時までには眠りにつくようになり、朝6時に起きて余裕のある生活ができるようになりました。

〈B子さんのケース〉

<table>
<tr><th colspan="2">理想</th><th colspan="2">現実</th></tr>
<tr><th>時間</th><th>スケジュール</th><th>時間</th><th>スケジュール</th></tr>
<tr><td>5：00</td><td rowspan="2">就寝</td><td>5：00</td><td rowspan="4">就寝</td></tr>
<tr><td>5：30</td><td>5：30</td></tr>
<tr><td>6：00</td><td rowspan="2">資格勉強</td><td>6：00</td></tr>
<tr><td>6：30</td><td>6：30</td></tr>
<tr><td>7：00</td><td rowspan="2">朝食・身支度</td><td>7：00</td><td rowspan="2">朝食・身支度</td></tr>
<tr><td>7：30</td><td>7：30</td></tr>
<tr><td>8：00</td><td rowspan="2">移動</td><td>8：00</td><td rowspan="2">移動</td></tr>
<tr><td>8：30</td><td>8：30</td></tr>
<tr><td>9：00</td><td rowspan="19">仕事</td><td>9：00</td><td rowspan="19">仕事</td></tr>
<tr><td>9：30</td><td>9：30</td></tr>
<tr><td>10：00</td><td>10：00</td></tr>
<tr><td>10：30</td><td>10：30</td></tr>
<tr><td>11：00</td><td>11：00</td></tr>
<tr><td>11：30</td><td>11：30</td></tr>
<tr><td>12：00</td><td>12：00</td></tr>
<tr><td>12：30</td><td>12：30</td></tr>
<tr><td>13：00</td><td>13：00</td></tr>
<tr><td>13：30</td><td>13：30</td></tr>
<tr><td>14：00</td><td>14：00</td></tr>
<tr><td>14：30</td><td>14：30</td></tr>
<tr><td>15：00</td><td>15：00</td></tr>
<tr><td>15：30</td><td>15：30</td></tr>
<tr><td>16：00</td><td>16：00</td></tr>
<tr><td>16：30</td><td>16：30</td></tr>
<tr><td>17：00</td><td>17：00</td></tr>
<tr><td>17：30</td><td>17：30</td></tr>
<tr><td>18：00</td><td>18：00</td></tr>
<tr><td>18：30</td><td rowspan="2">移動</td><td>18：30</td><td rowspan="2">移動</td></tr>
<tr><td>19：00</td><td>19：00</td></tr>
<tr><td>19：30</td><td rowspan="2">夕食（自炊）</td><td>19：30</td><td rowspan="2">夕食（自炊）</td></tr>
<tr><td>20：00</td><td>20：00</td></tr>
<tr><td>20：30</td><td rowspan="2">ジョギング・読書</td><td>20：30</td><td rowspan="3">テレビ</td></tr>
<tr><td>21：00</td><td>21：00</td></tr>
<tr><td>21：30</td><td>入浴</td><td>21：30</td></tr>
<tr><td>22：00</td><td rowspan="2">夕涼みタイム</td><td>22：00</td><td>入浴</td></tr>
<tr><td>22：30</td><td>22：30</td><td rowspan="7">ネット・スマホ</td></tr>
<tr><td>23：00</td><td rowspan="7">就寝</td><td>23：00</td></tr>
<tr><td>23：30</td><td>23：30</td></tr>
<tr><td>0：00</td><td>0：00</td></tr>
<tr><td>0：30</td><td>0：30</td></tr>
<tr><td>1：00</td><td>1：00</td></tr>
<tr><td>1：30</td><td>1：30</td></tr>
<tr><td>2：00</td><td>2：00</td><td>就寝</td></tr>
</table>

睡眠の質も随分よくなり、途中で目を覚ますことがなくなったのです。

では、B子さんの3カ月の生活習慣の変遷を見ていきましょう。

反発期（やめたくなる）第1週～第3週　寝る時間が早くなればOK！

B子さんのネックは、いかにネット・スマホから離れられるかです。まずはそれを実現させ、寝る時間を23時にすることが目標です。

第1週目は、家に帰ってから「1時間だけはネットをする！」と決め、タイマーをつけてFacebookの返信などをしていました。

しかし、時間を決めてもなかなか守ることができませんでした。結局、スマホは移動時間中だけに限定して、帰ったらマナーモードにしておくことに。さらに寝室ではなく、リビングに置いておくことで距離をとりました。

最初の3日間は本当に見たくて仕方がないという衝動に駆られましたが、徐々に欲求は緩和していき、帰ったら見ないというのが苦痛ではなくなっていきました。

夕涼み中に、彼氏と電話をするときだけスマホを取り出しますが、そのときもFacebookなどはログアウトしているので制限できています。

まずはこの反発期に、スマホ脱出ができたことが最大の収穫です。寝る時間はというと、電話で彼氏と話し込み、0時になる日が多くなりましたが、それでも以前に比べて2時間も早く眠れるようになっています。

B子さんは睡眠時間も充分にとれているので、朝早く起きられるようになりました。朝は野菜ソムリエの学習の時間を確保していますが、これはあくまでWANT行動（できればやる）です。大好きなことなので、可能であれば実践すると決めています。早く起きた日の50％は勉強を楽しんでいます。

不安定期（振り回される）第4週～第7週　本格的に起きる時間にこだわる！

反発期にスマホから離れることができたので、不安定期は完全に寝る時間と起きる時間にこだわります。昔から走るのが好きだったB子さんは、夜ジョギングを始めました。

もちろん、習慣化は一度に1つが原則なのですが、B子さんにとってジョギングは、ほとんど趣味の領域なので入眠の儀式として、「時間があるときには」という条件で取り入れるようにしました。夜に走ると眠りの質が飛躍的によくなり、23時にほぼ眠りに落ちるようになりました。

第5週目は、二度寝することが何度もありました。そこで、起きる技術として、目覚まし時計が鳴ったら、まずカーテンを開けて日光を浴びるようにしました。すると、二度寝を防止することができるようになったのです。

第7週目には、ほぼ23時就寝がリズムになってきました。

安定期（快適になる）第8週～10週　理想に限りなく近づく！

B子さんがつけていた記録を見ると、不安定期の起床時間の実現率が50％に留《とど》まっていました。二度寝は防止できたものの、ベッドから起き上がる時間が1時間も遅れる日があるのです。

目は覚めているものの、起きたくない。太陽の光を浴びているものの、起きたくないのはなぜか自己分析してみました。

そこでわかったのは、朝から仕事のことを思い浮かべると1日をスタートするのが億《おっ》劫《くう》で、現実逃避していたいということです。仕事での人間関係があまりうまくいっていなかったB子さんは、会社に行くのが億劫。ストレスから夜はスマホに逃げていたのですが、そろそろ朝起きて始動する時間を守りたいと思っています。

そこで、朝楽しみにするものをもつことにしました。野菜ソムリエの勉強が気分に乗らないときは、朝食をとりながら大好きなアーティストの曲を聞きます。

また、朝のトーストは、都内でも有名なお店の食パンを買ってきています。朝食の時間が楽しみの時間に変わることで、朝ベッドから起きることがスムーズになりました。

この期間で、朝6時にベッドから起き上がれる確率が80％になりました。

倦怠期（飽きてくる）第11週～第13週　生活イベントに変化をもたせる！

B子さんは、今は朝の勉強や夜のジョギングを絶対にやるべきことと決めていないので、その時間はＤＶＤを見たりして、１日に変化をもつことはできていました。

ただ、１週間で見ると、習慣にこだわりすぎて、友だちとのディナーの回数が少なくなり、充実感が足りないと感じていました。そこで、水曜日と金曜日は友だちとのディナーの予定を入れて、その日は例外ルールで生活し、変化をつけることにしました。

土日は彼氏とのデートです。

B子さんは、ネット・スマホを無為《むい》に見る生活から離れ、自己学習、将来への投資、彼氏や友だちと過ごす時間をとり、充実した生活リズムを送れるようになりました。

飲み会・家族との予定で早起きが続かないCさんのケース

Cさんは、家電メーカーに勤める営業マンです。彼の悩みは、早起きが続かないことです。営業という仕事柄、接待や出張のほか、つき合いの飲み会も多く、夜は遅くなりがち。さらに休日も、家族サービスで遠方に出かけると、寝る時間が遅くなります。せっかく理想の5時起きが実現したかと思うと、すぐにリバウンドしてしまいます。

このようなイレギュラーな予定が多い中で、どうすれば早起きの習慣を続けられるのでしょうか?

古川のコンサルティング

Cさんのケースは、最も早起きが安定しづらいパターンです。決まった時間に眠りにくい上に、例外が多すぎて生活習慣が乱れがちです。

睡眠学では、起床時間と睡眠時間が、週4回以上、2〜4時間の範囲で変動すると不

〈Cさんのケース〉

<table>
<tr><th colspan="2">理想</th><th colspan="2">現実</th></tr>
<tr><th>時間</th><th>スケジュール</th><th>時間</th><th>スケジュール</th></tr>
<tr><td>5:00</td><td rowspan="3">就寝</td><td>5:00</td><td rowspan="5">就寝</td></tr>
<tr><td>5:30</td><td>5:30</td></tr>
<tr><td>6:00</td><td>6:00</td></tr>
<tr><td>6:30</td><td>朝食・身支度</td><td>6:30</td></tr>
<tr><td>7:00</td><td rowspan="2">移動</td><td>7:00</td></tr>
<tr><td>7:30</td><td>7:30</td><td>朝食・身支度</td></tr>
<tr><td>8:00</td><td rowspan="21">仕事</td><td>8:00</td><td rowspan="2">移動</td></tr>
<tr><td>8:30</td><td>8:30</td></tr>
<tr><td>9:00</td><td>9:00</td><td rowspan="26">仕事</td></tr>
<tr><td>9:30</td><td>9:30</td></tr>
<tr><td>10:00</td><td>10:00</td></tr>
<tr><td>10:30</td><td>10:30</td></tr>
<tr><td>11:00</td><td>11:00</td></tr>
<tr><td>11:30</td><td>11:30</td></tr>
<tr><td>12:00</td><td>12:00</td></tr>
<tr><td>12:30</td><td>12:30</td></tr>
<tr><td>13:00</td><td>13:00</td></tr>
<tr><td>13:30</td><td>13:30</td></tr>
<tr><td>14:00</td><td>14:00</td></tr>
<tr><td>14:30</td><td>14:30</td></tr>
<tr><td>15:00</td><td>15:00</td></tr>
<tr><td>15:30</td><td>15:30</td></tr>
<tr><td>16:00</td><td>16:00</td></tr>
<tr><td>16:30</td><td>16:30</td></tr>
<tr><td>17:00</td><td>17:00</td></tr>
<tr><td>17:30</td><td>17:30</td></tr>
<tr><td>18:00</td><td>18:00</td></tr>
<tr><td>18:30</td><td rowspan="2">移動</td><td>18:30</td></tr>
<tr><td>19:00</td><td>19:00</td></tr>
<tr><td>19:30</td><td>夕食</td><td>19:30</td></tr>
<tr><td>20:00</td><td>入浴</td><td>20:00</td></tr>
<tr><td>20:30</td><td rowspan="7">家族との団らん
自分の時間</td><td>20:30</td></tr>
<tr><td>21:00</td><td>21:00</td></tr>
<tr><td>21:30</td><td>21:30</td></tr>
<tr><td>22:00</td><td>22:00</td><td rowspan="2">移動</td></tr>
<tr><td>22:30</td><td>22:30</td></tr>
<tr><td>23:00</td><td>23:00</td><td>夕食</td></tr>
<tr><td>23:30</td><td>23:30</td><td>入浴</td></tr>
<tr><td>0:00</td><td rowspan="5">就寝</td><td>0:00</td><td rowspan="4">テレビ</td></tr>
<tr><td>0:30</td><td>0:30</td></tr>
<tr><td>1:00</td><td>1:00</td></tr>
<tr><td>1:30</td><td>1:30</td></tr>
<tr><td>2:00</td><td>2:00</td><td>就寝</td></tr>
</table>

規則型と呼びます。

この大幅なリズムの変動を避けるため、5時起きをやめ、6時半起床、0時就寝にしました。これで接待や出張の日とのズレを小さくできます。

Cさんにはまず、イレギュラーをなるべく減らすことをアドバイスしました。

実は、つき合いの飲み会に参加する人ほど、どんどん誘われて断りにくくなり、惰性で参加することになっているケースが多いのです。すべてを見直して、参加するものとしないものとを、明確に区別することを提案しました。その結果、Cさんは半分以上の飲み会は不要だと判断したのです。

では、Cさんの3カ月の生活習慣の変遷を見ていきましょう。

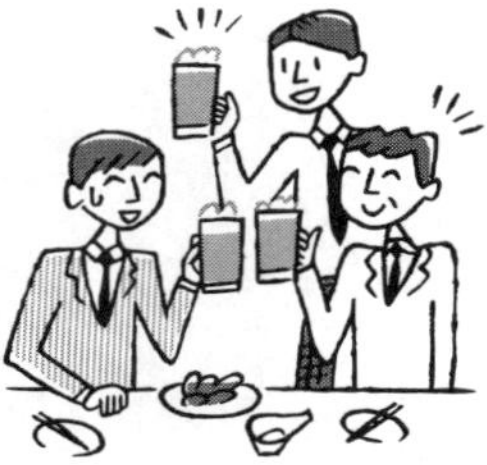

反発期（やめたくなる）第1週〜第3週　寝る時間が早くなればＯＫ！

Cさんは、18時半仕事終了を徹底的に守ることを、反発期の目標にしました。出社時間や起床時間は、最初の2週間は変わりませんでしたが、充分な睡眠をとっていることと、重要な仕事を朝に片づけること、突発的な依頼にもいい人にならずに処理時間まで待ってもらうこと、難しい場合は理由を述べて断ることで、1時間半の残業削減が早々に可能になりました。

問題は、接待や、つき合いの飲み会です。接待は仕方がないにしても、つき合いの飲み会だけでも数えると、週に3回もありました。この中で本当に有意義なものは少なく、実は、早く帰って寝たい、会社の愚痴《ぐち》大会に参加したくないと思っていたのです。

これらに参加しなければ、家族との時間にあてられます。そこで、接待以外の飲み会で気が進まないものは、禁酒を理由に上手に断り、早く帰るようにしました。

最初は罪悪感がありましたが、2週間もすると誘いも少なくなってきました。禁酒キャラが社内でも定着してきた結果です。Cさんは、参加すればするほど、どんどん飲み会が増える法則を改めて痛感しました。その分、子ども、奥さんとの会話に時間が使えるようになったのです。

第3週目には、帰る時間がほぼ固定でき、寝る時間も守られています。

接待と出張の日だけは例外ルールを適用していますが、その頻度も週に1回程度。当

倦怠期（飽きてくる）第11週～第13週　生活イベントに変化をもたせる！

元々、出張や接待の多いCさんは、１週間のリズムがマンネリ化することが少ない傾向にあります。ただ、帰ってからの過ごし方という点では、読書などインプットの時間がとれないことが気になっていました。

そこで、朝の通勤時間と帰りの帰宅時間にビジネス書を読むようにしました。また、歩行中はオーディオ学習を取り入れることにしました。このように、１週間に学びの機会を盛り込むことで変化を取り入れました。

また、断り続けてきた飲み会も、本当に気心が合う仲間と週に1回程度は参加し、ポジティブな会話を楽しんでいます。この飲み会も、自分が幹事になることで、ある程度、開始時間と終了時間を決めることができ、むやみに長い飲み会にならず、22時には切り上げられています。

Cさんは、出張や飲み会の日があっても6時半起きが実現できており、公私ともに充実した生活を手に入れることができたのです。

おわりに

最後までお読みいただき、ありがとうございました。

本書の目的は、人生の主導権を取り戻すために「早起きの技術」を身につけることでした。

やらなければならないこと、家庭内のルール、会社の出勤時間、他人とのつき合いなどに振り回されて、自分の人生を生きている感じがしない……。

そういう方のために、自分の人生の主導権を取り戻していただきたくて、本書を書くことにしました。

本書の構成は、早起きに始まっていますが、本来の目的である理想の生活習慣に話が及び、豊かさの観点から、生活習慣全体を改善することをおすすめしています。

さらに、その理想を実現するために、高密度仕事術をお伝えし、短時間で高い成果を上げるためのコツを、詳しく解説してきました。

人間、「変わろう!」というモチベーションが高いのは、書籍を読み終わった直後で、次の本に移った瞬間に、実践することを忘れてしまうものです。

そこで、習慣化実践支援のツールとして、次の読者特典をご用意しました。あなたの「変わろう」という情熱を継続させるサポートツールとしてご活用ください。

習慣化コンサルティングのＨＰ（http://www.syuukanka.com/）にご用意しています。

無料読者サポート

1．早起きの技術メルマガ

本書を読んでいただいた方に、3カ月間90日のサポートメルマガを1日1通配信します。早起き、理想のスケジュール、高密度仕事術の内容を交えて、必要なことが振り返られるように設計しています。

毎朝7時に配信されますので、出社前に見て取り組んでみてください。スマホやパソコンのアドレスを登録することで、毎朝本書の内容と再確認し、1日に1項目ずつ集中して取り組めます。

2. 理想のスケジュールシート

本書で使用した理想のスケジュールシートを、エクセルにてダウンロードできます。記録欄もつけていますので、実践記録をつけてください。

さて、本書の執筆にあたっては、多くのクライアント様からご協力をいただきました。

また、大和書房編集部の丑久保和哉さんには、企画段階から熱心にアドバイスをいただきました。ありがとうございました。

そして、今回も執筆のサポートをしてくれた妻の雅代にも感謝の気持ちを伝えたいと思います。

多くの関係者の情熱で本書は生まれ、皆様にお届けできました。

最後に、早起きの目的は、理想の生活。本書の内容を活かし、それを手にしてください。

ぜひ、あなたのヒントになれば幸いです。

最後までお読みいただき、ありがとうございました。

2015年8月

習慣化コンサルタント　古川武士

古川武士（ふるかわ・たけし）

習慣化コンサルティング株式会社代表取締役。関西大学卒業後、日立製作所などを経て2006年に独立。本質的な成果を出すには、「続ける習慣」が最も重要なテーマと考え、日本で唯一の「習慣化」をテーマにしたコンサルティング会社を設立。オリジナルの習慣化理論・技術を開発し、個人向けコンサルティング、習慣化講座、企業で働く社員への行動定着支援を行っている。また、これまで9年間で150を超えるテレビや新聞・雑誌に取り上げられるなど、習慣化に特化した情報発信も行っている。

著書は『人生を絶対に後悔しない「やりたいこと」が見つかる3つの習慣』（だいわ文庫）、『30日で人生を変える「続ける」習慣』『新しい自分に生まれ変わる「やめる」習慣』（以上、日本実業出版社）など17冊出版、70万部突破している。

習慣化コンサルティング株式会社
公式ページ
http://www.syuukanka.com/

本作品は小社より二〇一五年八月に刊行されました。

だいわ文庫

人生《じんせい》の主導権《しゅどうけん》を取《と》り戻《もど》す
「早起《はやお》き」の技術《ぎじゅつ》

著者　古川武士《ふるかわたけし》

©2018 Takeshi Furukawa Printed in Japan

二〇一八年八月一五日第一刷発行

発行者　佐藤 靖

発行所　大和《だいわ》書房
東京都文京区関口一-三三-四 〒一一二-〇〇一四
電話 〇三-三二〇三-四五一一

フォーマットデザイン　鈴木成一デザイン室
本文デザイン　新田由起子（ムーブ）
本文図版　株式会社朝日メディアインターナショナル
本文イラスト　福々ちえ
本文印刷　シナノ　カバー印刷　山一印刷
製本　小泉製本

ISBN978-4-479-30716-7
乱丁本・落丁本はお取り替えいたします。
http://www.daiwashobo.co.jp